DE

LA GLACE

ET DE SON EMPLOI

HYGIÉNIQUE ET THÉRAPEUTIQUE

PAR

LOUIS DEVERS

DOCTEUR EN MÉDECINE

MONTPELLIER

IMPRIMERIE CENTRALE DU MIDI

(HAMELIN FRÈRES)

1887

DE

LA GLACE

ET DE SON EMPLOI

HYGIÉNIQUE ET THÉRAPEUTIQUE

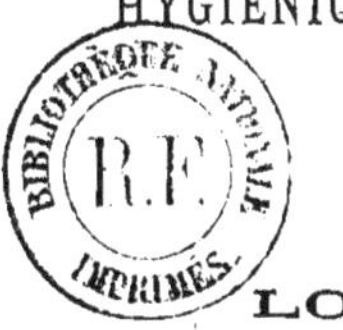

PAR

LOUIS DEVERS

DOCTEUR EN MÉDECINE

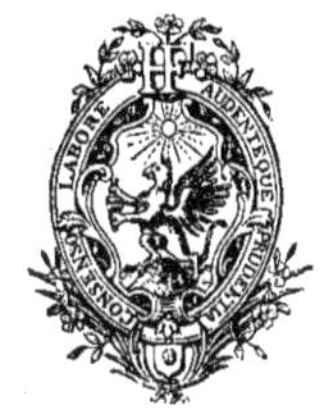

MONTPELLIER

IMPRIMERIE CENTRALE DU MIDI

(HAMELIN FRÈRES)

1887

A LA MÉMOIRE DE MA MÈRE

ET DE MES GRANDS PARENTS

A MON PÈRE

MÉDECIN DE L'HÔPITAL DE SAINT-JEAN-D'ANGÉLY

A MA FAMILLE

A MES AMIS

LOUIS DEVERS.

A LA MÉMOIRE DE MON EXCELLENT MAITRE

MONSIEUR LE PROFESSEUR LÉON BOYER

DE LA FACULTÉ DE MÉDECINE DE MONTPELLIER

LOUIS DEVERS.

A MON PRÉSIDENT DE THÈSE

MONSIEUR LE PROFESSEUR CASTAN

DOYEN DE LA FACULTÉ DE MÉDECINE DE MONTPELLIER

LOUIS DEVERS.

TABLE DES MATIÈRES

INTRODUCTION

PREMIÈRE PARTIE

ÉTUDE PHYSICO-CHIMIQUE

A. — Propriétés physiques : 1° forme cristalline ; 2° densité ; 3° changement d'état (fusion, solidification, état de surfusion) ; 4° fragilité et plasticité.

B. — Constitution chimique.

C. — Modes de formation naturelle et aspects divers : 1° dans l'atmosphère ; 2° à la surface du sol ; 3° dans une eau tranquille ; 4° dans les rivières ; 5° dans la mer.

D. — Formation artificielle au moyen d'appareils : 1° par dissolution ou fusion des solides ; 2° par vaporisation des liquides ; 3° par changement de volume des gaz.

DEUXIÈME PARTIE

ÉTUDE PHYSIOLOGIQUE ET APPLICATIONS A L'HYGIÈNE

A. — A l'extérieur : 1° action sur les tissus au point d'application ; 2° sur la circulation du sang dans le cœur et les artères ; 3° sur le système musculaire ; 4° sur le système nerveux ; 5° sur les sécrétions et les glandes ; 6° sur l'ensemble de l'économie. — Congélations totales et

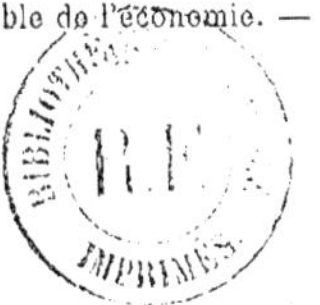

partielles. — Des différents genres de mort occasionnée par le séjour au milieu des glaces et des neiges. — Précautions nécessaires.

B. — A l'intérieur : Supériorité de la glace sur les boissons glacées.— Idiosyncrasies. — Inconvénients de la glace impure. — Conservation des aliments.

TROISIÈME PARTIE

APPLICATIONS A LA THÉRAPEUTIQUE

Considérations générales sur les effets thérapeutiques de la glace :

A. — Thérapeutique médicale : 1° congestions inflammatoires et accidents hémorrhagiques concomitants ; 2° névroses et névralgies ; 3° fièvres et maladies spécifiques.

B. — Thérapeutique chirurgicale : 1° maladies et lésions traumatiques en g énéral ; 2° maladies et lésions traumatiques en particulier ; 3° de la glace comme anesthésique dans les opérations.

Index bibliographique.

INTRODUCTION

Ce sujet de thèse est très-vaste, bien que laissant de côté l'application du froid à l'hygiène et à la thérapeutique sous toute autre forme que celle de la glace, et par conséquent toute l'hydrothérapie. — On s'est beaucoup occupé des avantages et des inconvénients du froid dans ces dernières années, et les ouvrages qu'on a publiés, tant en France qu'à l'étranger, sont aussi intéressants que nombreux; mais, dans presque tous ces ouvrages, il n'est question de la glace qu'incidemment, à propos du froid, et il m'a fallu chercher un peu partout pour recueillir çà et là des observations qui la concernent plus particulièrement. Encore suis-je bien loin d'avoir eu le temps et les moyens de tout compulser, même dans les plus importants de ces ouvrages; c'est pourquoi ce travail ne peut qu'être très-incomplet eu égard à l'importance du sujet, et il faudrait, pour le traiter comme il convient, une plume plus savante et plus autorisée que la mienne. Si je l'ai choisi pour ma thèse, c'est qu'il m'a semblé que la glace était appelée à un brillant avenir thérapeutique; car il existe des observations importantes et nombreuses (et combien m'ont échappé encore !), observations qui attestent son utilité et sa puissance; mais ce qui aidera surtout à la diffusion de cette méthode, c'est la facilité qu'on a maintenant de pouvoir se procurer de la glace à un prix de revient insignifiant et presque instantanément, au moyen des appareils commodes imaginés depuis peu et que l'industrie commence à employer sur une grande échelle.

On trouvera à la fin de cette thèse la liste des ouvrages où j'en ai puisé les matériaux pour une partie ; quant au reste, il m'a été communiqué par mon père, sous forme de plusieurs observations inédites qui présentent un grand intérêt, et moi-même j'ai pu en recueillir quelques-unes dans les hôpitaux de Montpellier.

Je ne ferai point l'historique de cette question, ce qui m'entraînerait beaucoup trop loin, et je ne veux m'occuper ici que de l'état actuel. Je diviserai mon sujet en trois parties :

1° Étude physico-chimique ;

2° Étude physiologique et application à l'hygiène ;

3° Applications à la thérapeutique.

DE

LA GLACE

ET DE SON EMPLOI

HYGIÉNIQUE ET THÉRAPEUTIQUE

PREMIÈRE PARTIE

ÉTUDE PHYSICO-CHIMIQUE DE LA GLACE

A. — PROPRIÉTÉS PHYSIQUES

1° *Forme cristalline.* — Tout le monde sait que la glace n'est que de l'eau à l'état solide. Elle se présente sous forme de masses transparentes plus ou moins épaisses; mais, quelle que soit son épaisseur, elle est toujours formée par un enchevêtrement de petits cristaux prismatiques hexagonaux; de sorte que la congélation de l'eau constitue une véritable cristallisation, n'importe où et comment elle se produise: dans les globules des nuages et à la surface du sol (neige et gelée blanche), ou dans les étangs et les rivières (glace ordinaire et glace de fond). Cette cristallisation, qui est évidente pour la neige, l'est d'abord beaucoup moins pour la glace, qui semble homogène à première vue. Toutefois, les expériences de Brewter et celles de Bertin ont mis hors de doute la constitution symétrique de la glace (*Annales de physique et de chimie*, tome LXIX). Celle-ci se comporte comme un cristal biréfringent, dont l'un des axes optiques serait perpendiculaire à la surface des plaques formées lentement dans une eau tranquille. M. Bertin a fait voir en outre que, tandis que les névés à la surface des glaciers ont les axes de leurs cristaux dirigés dans tous les sens, la glace des parties inférieures présente toujours son axe optique orienté perpendiculairement à la surface.

Tyndall a démontré la constitution symétrique de la glace au moyen d'une expérience très-élégante : « En projetant à travers une lame de glace des rayons lumineux et calorifiques émanés d'une lampe électrique, et rendus parallèles par leur passage à travers une lentille convergente dont la source occupe le foyer, le faisceau transmis est reçu sur un écran et donne une image agrandie de la plaque de glace. Cette image fait voir dans celle-ci des cavités régulières, étoilées, remplies d'eau provenant de la fusion des cristaux de glace, dont l'édifice est ainsi peu à peu détruit par la chaleur absorbée. »

Helmotz a obtenu artificiellement des cristaux de glace dans un ballon fermé en utilisant cette donnée, « qu'une diminution de pression élève le point de congélation de l'eau. » Voici comment: on prend un ballon de verre à moitié rempli d'eau, et au goulot duquel on adapte un robinet. Si, après avoir chauffé le ballon, on ferme le robinet au moment où la vapeur du liquide a chassé l'air du ballon, l'eau n'est plus soumise, après le refroidissement, qu'à la tension de la vapeur. On place ensuite le ballon dans un mélange réfrigérant qui détermine la congélation de l'eau ; puis on laisse se liquéfier une partie de cette glace ; après quoi on immerge l'appareil dans un mélange de glace fondante et d'eau, par conséquent à la température exacte de 0°. En l'abandonnant ainsi quelques jours, on obtient au fond du ballon et dans la masse liquide des cristaux très-nets. Dans ces conditions, la congélation a lieu dans le ballon à une température où la glace extérieure est en fusion.

Mais la cristallisation est bien plus facile à constater encore dans les cristaux de neige. La neige n'est, en effet, que de la glace dont les cristaux se sont formés isolément dans les très-petits globules d'eau en suspension dans l'atmosphère ; et cela est si vrai, qu'il suffit de presser de la neige entre les mains pour qu'elle devienne un petit bloc de glace. Or ces cristaux avaient déjà frappé Kepler et Descartes par leurs formes régulières; mais c'est Scoresby qui, dans ses nombreux voyages arctiques, les a observés et figurés avec le plus de soin. Ces cristaux sont réunis sous des angles de 30, 60 ou 120 degrés. Ils sont le plus généralement lamellaires, réunis sous forme d'étoiles à six rayons, ou des hexaèdres réguliers, ou des combinaisons de figures hexaédriques, quelquefois sous forme de fines aiguilles ou de prismes à six pans : c'est donc absolument la même chose que pour la glace.

Ceux du givre sont également très-apparents. Ce sont des amas de petits cristaux qui s'attachent aux arbres sous forme de prismes irréguliers à facettes miroitantes. Ils font aussi partie du même système de cristallisation (système hexagonal).

Toutefois, Nordinskjöld aurait, dans la fine couche de glace déposée à la surface d'une vitre, à l'intérieur d'un appartement et par une température extérieure de — 10°, vu des arborisations dont les cristaux affectent la forme de parallélipipèdes droits, soit du système rhomboïde, soit du système tétragonal. Il faut donc en conclure que la glace est dimorphe.

2° *Densité.* — La densité de la glace est inférieure à celle de l'eau, c'est pourquoi elle surnage. En effet, le maximum de densité de l'eau est à la température de 4° au-dessus de zéro. Si la température diminue, elle se dilate (contrairement à ce qui se passe pour le plus grand nombre des corps), légèrement d'abord, puis brusquement, en passant à l'état solide des 1/11 de son volume primitif. La densité de l'eau étant représentée par 1° à + 4°, celle de la glace est égale à 0,918.

3° *Changement d'état: fusion, solidification, état de surfusion.* — La glace fond toujours à 0°, et, conformément aux lois connues de la fusion des corps, la température reste constante pendant la durée de la fusion. Le point de fusion de la glace a été pris pour un des points fixes de l'échelle thermométrique, de même que l'ébullition de l'eau a fourni l'autre point fixe à 100°. La chaleur latente de fusion de la glace est de 79 calories. Un kilogramme de glace, pour passer à l'état liquide, ferait donc tomber de 1 degré la température de 79 kilogrammes d'eau. On peut précipiter le mouvement de solidification en rendant plus intenses les causes du refroidissement; mais la température du liquide en train de changer d'état ne s'abaisse pas au-dessous du point de solidification. Pour se maintenir invariablement à la même température, il faut donc que l'eau produise de la chaleur au moment où elle se solidifie. L'expérience montre, en effet, que l'eau, ainsi que tout autre liquide, rend sous forme sensible, au moment de sa solidification, une quantité de chaleur égale à celle qui disparaît, sous forme latente, au moment de la fusion. Cette chaleur rendue latente au moment de la fusion et cette chaleur redevenue sensible au moment de la congélation, dit Gavarret, sont équivalentes: la première, au travail nécessaire pour vaincre la résistance des forces intermoléculaires à la liquéfaction; la deuxième, au travail effectué par les mêmes forces au moment de la solidification. Ces deux manifestations contraires représentent donc des forces nécessairement égales, quoique opposées.

Le point de fusion de la glace étant toujours à 0°, le point de solidification devrait presque se confondre avec le point de fusion; mais il n'en est pas toujours ainsi, et, dans certaines circonstances, l'eau ne se solidifie que bien au-dessous de la température de 0°: l'eau est dite alors à l'état de surfusion. Il existe donc un intervalle de température dans l'étendue duquel l'eau peut exister soit à l'état liquide, soit à l'état solide. La température normale de solidification à 0° est la limite supérieure de cet intervalle, et, des deux arrangements moléculaires, l'état solide est celui qui réalise l'équilibre stable.

La principale cause de l'état de surfusion consiste dans l'augmentation de pression. L'eau étant un corps qui se dilate pour passer de 'état liquide à l'état solide, et toute augmentation de pression venant faire obstacle à cette dilatation, plus la pression sera considérable, plus la solidification sera retardée. Ch. Hutton a même avancé que, si l'on pouvait soumettre l'eau à une pression supérieure à celle de l'expansion de la glace, elle ne se solidifierait pas, quel que fût l'abaissement de la température. Un cylindre d'acier fondu et foré, long de 0,46 cent., foré jusqu'à une profondeur 0,24, le diamètre intérieur étant de 0,13 et l'épaisseur des parois de 0,008 mill., fut rempli d'eau à 4° par Hutton, qui y mit ensuite une balle d'acier et le ferma avec un bouchon à vis, serré au moyen d'une clef à levier. Le cylindre fut soumis pendant plusieurs jours à des températures de — 24°, et on put constater, par la mobilité de la balle d'acier, que l'eau était restée liquide; mais, en le dévissant, l'eau se gela instantément.

MM. les professeurs Martins et Chancel ont exposé l'action des mélanges réfrigérants sur des projectiles creux remplis d'eau et dont les bouchons étaient tenus par des cercles de fer, afin d'éviter qu'ils ne s'échappassent, comme dans les expériences du major Williams. A — 20°, des bombes ayant 0,32 cent. de diamètre et une épaisseur de parois de 0,039 mill. se fendirent (sans projection de fragments). La couche de glace nécessaire pour opérer la rupture n'avait pas plus de 0,01 cent. d'épaisseur autour de l'eau, emprisonnée encore à l'état de surfusion à — 4°2; et cependant, d'après les calculs des savants professeurs, il avait fallu, pour briser la sphère creuse, qu'elle dévelop-pât une pression de 520 atmosphères.

Le point de congélation peut également être abaissé par l'adjonction à l'eau d'un sel, d'un acide, d'une base soluble, et d'autant plus que la dissolution sera plus concentrée. En faisant dissoudre 148 parties de chlorure de sodium pour 1000, ce point peut tomber jusqu'à — 9°2.

Enfin, quand l'eau est renfermée dans des tubes capillaires, ou bien quand elle affecte la forme de petites globules d'eau comme ceux des nuages, elle peut rester à l'état de surfusion par des températures comprises entre 0° et — 17°. M. Sorby a pu maintenir de l'eau liquide jusqu'à — 17° dans des tubes capillaires, à condition qu'elle fût soustraite à toute cause d'agitation. Ces faits expliquent pourquoi les liquides qui se trouvent dans les vaisseaux des arbres peuvent supporter un froid de plusieurs degrés au-dessous de zéro sans se congeler.

M. Louis Dufour a fait une étude très-intéressante du phénomène de la surfusion. En mélangeant du chloroforme et de l'huile d'amandes douces, il a formé un liquide de même densité que l'eau, non miscible à l'eau et dont le point de solidification est très-inférieur à celui de l'eau. Dans ce mélange, l'eau se ramasse en petites sphères isolées, qui flottent plus ou moins profondément tout à fait à l'abri du contact de l'air et de tout corps solide. Dans ces conditions, les sphères d'eau supportent sans se congeler des températures d'autant plus basses, que leur diamètre est plus petit jusqu'à — 17° et même jusqu'à — 20°; mais c'est généralement vers — 6° que les sphères commencent à se congeler.

En résumé, la solidification est un phénomène qui se produit habituellement à 0° et avec une certaine lenteur. Il n'y a que quand l'eau est à l'état de surfusion, si la cause ou les causes qui la maintiennent ainsi viennent à être supprimées, que la congélation se fait dans toute la masse liquide d'une façon brusque. Ce qui hâte encore cette congélation, c'est une légère vibration imprimée au liquide, comme Scorby l'a constaté en pressant sur ces tubes capillaires avec un archet. De même pour les petites sphères, M. Dufour hâtait leur solidification en les touchant avec un corps quelconque. Toutefois, si le corps avec lequel il venait à les toucher était un morceau de glace, le phénomène se produisait d'une manière plus nette et plus rapide.

4° *Fragilité.* — *Plasticité.* — La glace est très-fragile lorsqu'elle est en lames minces, et très-résistante lorsqu'elle se trouve en masses épaisses; elle est aussi très-plastique, c'est-à-dire qu'on peut lui donner par la compression les formes les plus diverses. Cette plasticité s'explique par le phénomène dit *du regel*. La glace se brise d'abord en fragments; puis ces fragments, développant une certaine chaleur par la pression à leurs points de contact, produisent une petite quantité de liquide due à la fusion, liquide qui, après avoir glissé dans les interstices des fragments, se congèle de nouveau et réunit les fragments en un seul bloc.

L'expérience célèbre de H. Dawy montre bien que c'est à la chaleur seule produite par le frottement qu'est due la fusion de la glace et le phénomène du regel. Ce grand phycisien prit deux morceaux de glace à 0° et les maintint dans une enceinte à 0° pendant qu'il les frottait rapidement l'un contre l'autre, et la glace se mit à fondre. En rapprochant deux morceaux de glace ainsi frottés, ils se ressoudaient immédiatement.

M. Tyndall a utilisé ces phénomènes pour réaliser des expériences très-intéressantes. En faisant passer successivement une barre droite de glace dans une série de moules de plus en plus courbes, il put l'amener à l'état d'anneau semi-circulaire. La barre, comprimée dans chaque moule, se brise d'abord; mais les fragments se soudent à nouveau et rétablissent la continuité. Dans un moule solide, il accumule des morceaux de glace et les soumet à la pression d'une presse hydraulique; à mesure que les deux pièces du moule se rapprochent, la glace se brise en fragments plus petits; mais, en raison de l'excès de pression, elle fond aux surfaces par lesquelles les fragments se touchent: cette eau permet aux fragments de glisser, et s'écoule elle-même dans les cavités où elle est soustraite à la pression; là elle se congèle et se soude à la glace qui reste. On obtient ainsi des sphères de glace, des lentilles parfaitement transparentes; la glace s'est moulée comme l'eût fait une substance pâteuse.

Ces expériences de M. Tyndall rendent compte de la plasticité de ces masses énormes d'eau congelée, connues sous le nom de *glaciers*, qui descendent d'une manière continue du sommet des montagnes vers la plaine. Dans leur marche progressive, ces glaciers remplissent les vallées, se moulent sur la configuration du terrain, se rétrécissent et s'élargissent en même temps que la vallée où ils s'écoulent. Malgré la rigidité de la glace, la masse solide ne se brise pas, ne se réduit pas en fragment; semblable à un immense torrent de matière pâteuse, elle reste continue, obéit à l'action de la pesanteur et descend le long des flancs de la montagne, sans que rien puisse arrêter sa marche lente et régulière.

B. — CONSTITUTION CHIMIQUE DE LA GLACE

La glace ne contient que de l'eau, et jamais les gaz en dissolution dans l'eau. Si l'on opère la fusion de la glace au fond d'un vase sous une couche d'huile, pour la mettre à l'abri du contact de l'air, puis qu'on porte l'eau ainsi formée à une température de 100°, l'ébullition se fait brusquement et tout le contenu du vase est projeté au dehors avec violence; tandis que, si elle avait contenu des gaz, on les aurait vus monter peu à peu à travers la couche huileuse, sous forme de bulles.

Elle ne contient non plus aucune des matières en dissolution dans l'eau. Ainsi la glace de l'eau de mer ne contient pas de chlorure de sodium dans ses cristaux, et il en est de même pour tous les cristaux d'eau formés dans des dissolutions salines. C'est à cause de cela qu'on a cru longtemps que la glace était également pure, quelle que fût sa provenance; mais c'était là une grosse erreur, parce que, si les cristaux sont chimiquement purs, il n'en est plus de même des plaques ou blocs de glace qui peuvent contenir des sels ou des matières étrangères dans leurs interstices, matières qui sont restées, pour ainsi dire, englobées pendant la cristallisation.

C. — MODE DE FORMATION ET ASPECTS DIVERS. — GLACE NATURELLE

Naturellement la glace se forme par la congélation de l'eau à l'état de masse liquide. La neige, le givre, la gelée blanche, le verglas, la grêle et le grésil, proviennent de l'eau qui était tenue en suspension dans l'atmosphère. Ce sont des formes différentes de la glace, et qui tiennent aux conditions différentes dans lesquelles elle se produit.

Pour la neige, les fines aiguilles de glace existent toutes formées dans les cyrrhus, ces nuages longs et élevés de sept à huit mille mètres dans l'atmosphère, où M. Tissandier les a observés par une température de — 40°, pendant cette audacieuse ascension où MM. Sivel et Crocé-Spinelli perdirent la vue. On trouve aussi des nuages de neige à de moins grandes hauteurs et à des températures moins basses. L'hiver même, ces nuages s'approchent beaucoup de la terre, et, s'il fait froid, la neige tombe sur le sol. Le sommet des hautes montagnes plongeant dans les couches supérieures de l'atmosphère, en contact avec les cyrrhus ou dans leur voisinage, refroidi lui-même par le rayonnement vers les espaces, est un lieu favorablement disposé pour recevoir de grandes quantités de neige. Cette neige fond en partie pendant l'été, et donne lieu aux glaciers en devenant de la glace ; mais les plus hauts sommets sont couverts de neiges éternelles. S'il existe un brouillard épais où les globules d'eau soient restés à l'état de surfusion, au contact de la neige ces globules très-petits se solidifient, et c'est du grésil qui tombe.

L'été, quand les couches d'air à proximité du sol sont assez échauffées pour que l'eau y existe en abondance, s'il survient un orage qui mêle brusquement les cyrrhus de neige avec les noirs cumulus gorgés de globules d'eau à l'état de surfusion, les cristaux de neige en contact avec ces globules d'eau déterminent leur congélation instantanée ; la fine aiguille de glace s'arrondit et devient une boule plus ou moins volumineuse, qui vient heurter la terre avec violence : c'est la grêle.

Le verglas, la gelée blanche et le givre, ne se forment qu'à la surface du sol. Quand la pluie tombe sur un sol dont la température est au-dessous de zéro, il se forme du verglas. Quand, par un temps très-pur, la température du sol refroidie par le rayonnement nocturne, généralement au printemps, vient à tomber au-dessous de zéro, les gouttes liquides que la vapeur d'eau contenue dans l'atmosphère y a déjà déposées (phénomène de rosée) se changent en petits cristaux de glace : c'est la gelée blanche. Enfin le givre, comme la grêle et le grésil, est un phénomène de surfusion.

Dans les brouillards épais et froids qui viennent au contact du sol, l'eau existe à l'état de surfusion sous forme de très-petits globules ; si ces petits globules rencontrent des objets faisant saillie, ils s'y attachent en cristallisant immédiatement. Ainsi se forment ces cristaux à facettes chatoyantes, qui, pendant l'hiver, se suspendent aux branches des arbres et brillent comme des diamants, s'ils viennent à être frappés par un rayon du soleil.

La glace proprement dite se forme, soit dans une eau tranquille, soit dans une eau courante, soit dans la mer.

1° *Dans une eau tranquille.* — Supposons la masse à 10°, par exemple : la couche la plus superficielle se refroidira la première et sera amenée à 9° ; étant devenue plus dense, elle tombera au fond et sera remplacée par la couche sous-jacente à 10° ; celle-ci sera amenée à 9° à son tour, tombera au fond et sera remplacée par une autre ; ce mouvement continuera jusqu'à ce que toute la masse soit amenée à 9°, puis à 8°, et ainsi de suite jusqu'à 4°, maximum de la densité de l'eau. Mais alors, le refroidissement extérieur continuant, la couche superficielle devient moins dense et ne descend plus ; elle se dilate, et, arrivée à zéro, elle se solidifie en augmentant encore de volume. La couche d'eau sous-jacente se refroidit et se congèle à son tour, de telle sorte que la glace s'épaissit par sa face inférieure. On comprend qu'il faille un temps assez long à la glace pour acquérir ainsi une certaine épaisseur. Il y a même une autre cause qui en retarde la formation : c'est le calorique que cède l'eau pour passer de l'état liquide à l'état solide, calorique qui est rendu sensible et influence la température des couches sous-jacentes en retardant d'autant leur solidification. Dans les eaux profondes, même pendant les hivers les plus rigoureux de nos climats, le refroidissement au-dessous de 4° ne pouvant se produire que par conductibilité, la congélation ne s'étend à l'intérieur du liquide que très-lentement et ne pénètre jamais qu'à une faible profondeur ; c'est pourquoi la température du fond des lacs reste constante à 4°, et les poissons peuvent y vivre au-dessous de la glace.

2° *Dans les eaux courantes.* — Sur le bord des rivières, là où la profondeur et la vitesse du courant sont généralement moindres, l'eau en contact avec un terrain incessamment refroidi par l'air et le rayonnement se congèle ; il se forme des glaçons adhérents au rivage, qui gagnent graduellement en épaisseur et en surface, jusqu'à pouvoir à la fin se rejoindre au milieu de la rivière. Si le refroidissement redouble d'intensité, la surface tout entière de la rivière peut finir par geler entièrement, et les glaces, devenues adhérentes les unes aux autres, ne forment plus qu'une seule plaque épaisse et résistante qui unit les deux bords. Tout le monde sait que la Seine, à Paris, a quelquefois ainsi gelé, et assez fortement pour supporter le poids de nombreux promeneurs.

A un degré moindre, on voit souvent les rivières charrier des glaçons différents de ceux qui se forment à leur surface ; ils en diffèrent surtout par leur aspect dans les couches inférieures : ils sont, en effet, si on les regarde en dessous, comme spongieux. Cette partie inférieure, épaisse, irrégulière, présente des cavités pleines de graviers et de débris empruntés au fond des rivières : ce sont des glaces de fond, ainsi appelées parce qu'elles se forment au fond de l'eau.

Voici l'explication de ce phénomène : dans une eau courante, l'agitation incessante des couches ne leur permet pas de rester superposées suivant leur densité ; pour peu que ce courant soit rapide ou semé d'obstacles, toutes les couches se mêlent en se déplaçant, et la couche qui était tout à l'heure la plus superficielle et la plus froide peut toucher le fond en quelques points, entraînant avec elle de légères aiguilles de glace. Si, dans le fond, ces aiguilles de glace trouvent une eau tranquille, par le fait des irrégularités dont ce fond est semé, elles s'y agglutinent et s'attachent aux graviers et autres petits débris qui s'étaient déjà agglomérés au même endroit à l'abri de la violence du courant. Ces glaçons de fond augmentent ainsi peu à peu de volume, jusqu'à ce que, sollicités par leur faible densité, ils se détachent, entraînant par leur face inférieure les petits débris de toute sorte qui y avaient adhéré, et viennent flotter à la surface.

3° *Dans la mer.* — Les glaces que l'on rencontre dans la mer ont une double origine : les unes proviennent des glaciers, ces immenses fleuves de glace qui s'y jettent, et dont les plus remarquables sont dans la mer de Baffin. Les blocs de glace, en descendant du glacier, forment un tout continu et s'enfoncent ainsi à de grandes profondeurs dans la mer, qui est également très-froide. Arrivés à des températures plus élevées, ils rencontrent des couches liquides plus denses aux environs de + 4 degrés, et alors les glaçons sont repoussées en haut, et ils se détachent sous forme d'immenses blocs qui viennent flotter à la surface. Ce sont les icebergs ou montagnes de glace ; quelques-unes ont jusqu'à 2 et 3 kilomètres de diamètre, 20 à 30 mètres de hauteur, et sont immergées de sept à huit fois cette hauteur ; elles sont quelquefois si délicatement équilibrées, qu'un léger accident les fait tourner sens dessus-dessous. D'autres fois, elles se fendent avec un bruit terrible, quand la température extérieure monte au-dessus de 0° ; ou bien elles s'émiettent peu à peu, à mesure que les courants les emportent vers des températures moins froides. Les autres glaces que l'on rencontre dans les mers polaires sont dues à la congélation même de l'eau de mer ; quelques-unes sont flottantes et forment des îles ou champs de glace : elles tournent sur elles-mêmes, entraînées par les courants. Elles proviennent généralement de champs plus vastes, dont elles se sont détachées. On a découvert de ces champs de plusieurs centaines de kilomètres d'étendue, et plusieurs s'étendaient si loin dans la direction du pôle, qu'on n'a pas pu en mesurer la grandeur. Quelquefois la surface est plane et formée de la neige, qui, après regel, en a comblé toutes les cavités ; quelquefois, au contraire, cette surface est inégale, tourmentée, hérissée de petits blocs appelés *hummocks* et provenant de glaces brisées. La glace d'eau de mer est blanche, poreuse et moins transparente que celle d'eau ordinaire; elle ne donne cependant que de l'eau douce par la fusion ; son goût est un peu saumâtre, en raison de la petite quantité d'eau de mer dont elle est toujours imbibée. L'eau de mer ne gèle qu'à la température des dissolutions salines peu concentrées.

Quand les premiers cristaux apparaissent, la mer houleuse est tout à coup apaisée, comme elle le serait par une couche d'huile. Toutefois les premiers cristaux n'en sont pas moins brisés ; mais le calme se fait de plus en plus, et la couche de glace s'étend en surface et en épaisseur.

D. — GLACE ARTIFICIELLE

Les changements d'état des corps, fusion et vaporisation, exigent toujours une certaine quantité de chaleur pour se produire, et cette chaleur, ils la prennent aux corps ambiants; ceux-ci peuvent en être considérablement refroidis et tomber à des températures au-dessous de 0°. On comprend que l'on puisse produire de la glace par ce moyen. Les changements de volume des gaz donnent aussi lieu à des changements calorifiques notables, soit en plus, s'il y a condensation ; soit en moins, s'il y a dilatation. C'est le travail mécanique que produit le gaz en se dilatant qui amène l'abaissement de température ; c'est également le travail mécanique nécessaire à la désagrégation du solide ou du liquide qui explique la disparition du calorique dans les phénomènes de fusion ou de vaporisation. De là trois grandes méthodes d'après lesquelles on opère pour la fabrication de la glace : 1° par fusion des solides ; 2° par vaporisation des liquides ; 3° par dilatation des gaz.

1° *Par fusion des solides.* — Tout le monde sait qu'il faut, suivant les corps, une quantité de chaleur plus ou moins grande pour réussir à fondre un corps solide. Cette chaleur qui disparaît est l'équivalent du travail mécanique nécessaire pour obtenir la désagrégation du solide.

Un effet analogue se produit lorsque le passage de l'état solide à l'état liquide se fait par voie de dissolution. Il faut du calorique, et, à défaut d'une source de chaleur, il est emprunté aux corps ambiants. Beaucoup de dissolutions n'ont besoin que d'une quantité de chaleur très-faible et ne produisent, par conséquent, qu'un abaissement de température peu sensible ; mais il est un certain nombre de substances pour lesquelles l'action est assez énergique pour que le mélange du liquide et du solide à dissoudre constitue ce qu'on appelle un mélange réfrigérant.

Quant à ces mélanges où la dissolution se produit par une action chimique, nous n'avons pas à nous en occuper ici, la chaleur dégagée par celle-ci venant compliquer le phénomène. Cependant il peut y avoir dans certains cas une action chimique qui active la dissolution ; mais, si la chaleur qu'elle produit est de beaucoup inférieure au refroidissement qui correspond à la dissolution, on comprend que de semblables mélanges puissent encore servir comme mélanges réfrigérants. Les proportions doivent être rigoureusement observées, parce que le refroidissement cherché dépend de ces proportions mêmes. On produirait quelquefois, avec d'autres proportions, des effets absolument opposés, parce que l'action chimique, tout autre et bien plus énergique, venant à l'emporter, il y aurait, en fin de compte, une production de chaleur. Ainsi, un mélange de 4 parties de neige ou de glace pilée et de 1 partie d'acide sulfurique est une source de froid ; tandis que le mélange inverse, de 1 partie de neige et de 4 parties d'acide sulfurique, est une source de chaleur. Dans ce dernier cas, l'action chimique, la combinaison de l'acide sulfurique avec l'eau de fusion de la glace, produit plus de chaleur que n'en absorbe la fusion de la glace. C'est le contraire dans le premier cas. En général, le refroidissement sera d'autant plus énergique que la dissolution se fera plus rapidement, parce que la quantité de chaleur nécessairement absorbée dans un moment donné par le liquide produit sera plus grande.

Voici quels sont les mélanges réfrigérants les plus employés :

A. — *Principaux mélanges d'eau et de sels*

Proportion en poids		Refroidissement produit
Eau à 10°	1 partie	de + 10 à — 16 = — 26
Azotate d'ammoniaque	1 »	
Eau à 10°	1 »	de + 10 à — 19 = — 29
Azotate d'ammoniaque	1 »	
Sous-carbonate de soude	1 »	
Eau à 10°	16 parties	de + 10 à — 12 = — 22
Azotate de potasse	5 »	
Chlorhydrate d'ammoniaque	5 »	

B. — *Principaux mélanges de sels et d'acides dilués*

Proportion en poids		Refroidissement produit
Acide azotique à 10°	2 parties	de + 10 à — 19 = — 29
Sulfate de soude	3 »	
Acide azotique à 10°	4 »	de + 10 à — 29 = — 39
Phosphate de soude	9 »	
Acide azotique à 10°	4 »	de + 10 à — 26 = — 36
Sulfate de soude	6 »	
Azotate d'ammoniaque	5 »	

Si, au lieu de prendre l'eau à l'état liquide et à 10° au-dessus de zéro, on se sert de glace finement pilée ou de neige, on arrivera à produire des mélanges réfrigérants bien plus énergiques et qui pourront eux-mêmes servir à congeler des quantités d'eau plus considérables; car, dans ce cas, la chaleur perdue par les corps ambiants comprendra, non-seulement celle qui est absorbée par la dissolution du corps solide dans l'eau provenant de la fonte de la glace, mais encore celle qui est nécessaire à la fonte de la glace, et que nous avons déjà dit être de 79 calories :

Mélange dit d'Arnott

Neige ou glace pilée..	2 parties	de 0° à — 17
Chlorure de sodium ..	1 »	
Neige ou glace pilée ..	3 »	de 0° à — 30
Acide sulfurique dilué.	2 »	
Neige ou glace pilée ..	7 »	de 0° à — 35
Acide azotique dilué ..	4 »	
Neige ou glace pilée..	3 »	de 0° à — 45
Potasse..............	4 »	

Les corps employés doivent être récemment pilés. Les vases seront peu épais, tant ceux qui contiennent le mélange réfrigérant que ceux qui contiennent l'eau que l'on veut congeler. Il faut opérer également, autant que possible, dans un appartement frais.

Il existe un petit appareil pour fabriquer la glace très-rapidement, au moyen d'un mélange réfrigérant : c'est l'appareil Toselli, à récipients multiples, et les substances employées sont celles du premier mélange que nous avons indiqué. L'eau à convertir en glace est mise dans les cylindres qui sont au centre du système, cylindres dont les diamètres sont différents et qu'on ne remplit qu'aux deux tiers. Autour de ces cylindres se trouve le mélange réfrigérant, dans un cylindre plus grand, et l'appareil est mis en mouvement par une manivelle qui le fait tourner. Il suffit de cinq à six minutes pour que la glace se produise. On enlève alors le couvercle de caoutchouc, et, après avoir fait écouler ce qui reste d'eau dans les cylindres, on met le récipient dans de l'eau ordinaire, pour aider la glace à se détacher. On la retire ensuite successivement de chacun des cylindres, sous forme de cylindres creux, que l'on emboîte les uns dans les autres, de manière à former en définitive un cylindre d'un demi-kilo.

Si la température était au-dessus de 20 degrés, on serait obligé de refroidir l'eau avant d'opérer ; mais le résultat serait le même. Il vaudrait mieux se placer dans une cave où la température reste au-dessous de 20° pendant l'été, du moins dans nos climats ; car, pour les pays chauds, ce petit appareil serait insuffisant.

Son prix est peu élevé, 45 fr. ; la dépense de son fonctionnement presque nulle, l'azotate d'ammoniaque pouvant être obtenu à nouveau par l'évaporation lente du mélange réfrigérant. Il existe d'autres appareils, basés sur le même principe ; mais aucun n'est plus commode ni plus pratique que celui-là.

2° *Par vaporisation des liquides.* — Les liquides, en se vaporisant, absorbent une quantité énorme de chaleur, dite *chaleur latente de vaporisation,* soit que ce passage ait lieu lentement par vaporisation superficielle, ou bien rapidement par le dégagement tumultueux des bulles de vapeur au sein même de la masse liquide, comme dans l'ébullition. Les quantités de chaleur qui sont, dans ce cas, transformées en travail mécanique sont considérables. Pour l'eau à la température d'ébullition, il faut 536 calories pour faire passer à l'état gazeux un kilogramme. Pour l'ammoniaque, qui bout à 38°, il en faut 260 ; or les calories sont nécessairement empruntées au liquide lui-même ou aux corps ambiants : d'où une cause de refroidissement considérable.

Au Bengale, pendant les nuits fraiches et claires, on obtient de la glace en plaçant sur les terrasses des maisons des vases plats contenant un peu d'eau et en activant l'évaporation au moyen d'un courant d'air continu. Ici, à cette cause de refroissement vient se joindre celle due au refroidissement nocturne. En Espagne, on obtient un effet analogue, mais moins intense, au moyen des alcarazas, sortes de carafe en terre poreuse. L'eau qui y est contenue suinte à travers les parois, et se vaporise rapidement sur leur surface extérieure dans un courant d'air sec et chaud ; on obtient ainsi, sinon de la glace, du moins de l'eau très-fraiche. Ce système mériterait d'être employé en

France, dans tous les endroits où l'on manque d'eau fraîche et où il est difficile de se procurer de la glace.

Richardson a inventé un petit appareil frigorifique pour produire l'anesthésie locale des tissus au moyen de la projection d'un jet d'éther pulvérisé qui se volatilise rapidement. Nous comparerons plus loin l'anesthésie produite par cet appareil à celle que produisent la glace et les mélanges réfrigérants.

Dans les laboratoires, on emploie surtout deux procédés pour obtenir de la glace par évaporation ; ce sont ceux : 1° de M. Carré ; 2° de M. Vincent.

L'appareil à l'acide sulfurique de M. Carré n'est pas autre chose qu'une machine pneumatique actionnant un récipient où se trouvent placés dans un vase l'eau à congeler et, à côté, de l'acide sulfurique concentré. A chaque coup de piston, l'évaporation se fait plus rapide, attendu que la saturation de l'espace ne peut avoir lieu parce que l'acide sulfurique absorbe la vapeur d'eau à mesure qu'elle se produit, et la congélation s'accomplit. Cet appareil est d'un usage économique, car l'acide sulfurique dilué ne subit qu'une faible dépréciation.

Dans le frigorifère de M. Vincent, le froid est produit par l'évaporation du chlorure de méthyle, que l'on peut habituellement obtenir à un prix peu élevé. Ce corps bout à — 23° ; on le vend renfermé dans des vases en cuivre où il se trouve à l'état liquide ; dès qu'on le fait communiquer avec l'atmosphère, il se vaporise et peut abaisser la température jusqu'à — 23°.

Dans l'industrie où l'on veut obtenir de grandes quantités de glace, on se sert de l'appareil Carré au gaz ammoniaque. L'appareil comprend en principe deux récipients clos communiquant entre eux ; l'un contient une dissolution concentrée d'ammoniaque telle que la fournit le commerce. En chauffant ce premier récipient, le gaz ammoniaque, beaucoup moins soluble à chaud qu'à froid, se dégage et va se comprimer dans le second récipient, que l'on maintient froid ; par suite de cette compression, le gaz se liquéfie et est maintenu liquide par la pression qu'il exerce sur lui-même.

Si maintenant on cesse de chauffer le premier récipient, l'eau, en se refroidissant, deviendra capable de redissoudre les vapeurs ammoniacales qui la surmontent; la pression diminuera aussitôt, et d'autant plus vite que l'eau sera plus froide, et l'ammoniaque liquide se vaporisera en absorbant une grande quantité de chaleur. Si donc le second récipient est un cylindre annulaire, dans la partie centrale duquel se trouve de l'eau, cette eau, abandonnant sa chaleur pour la fournir à la vaporisation de l'ammoniaque, passera à l'état solide.

Cet appareil est très-économique, puisque la même quantité de gaz peut servir presque indéfiniment et que la seule dépense effective consiste dans la consommation du combustible; mais il est discontinu dans son fonctionnement et insuffisant pour la grande industrie; aussi, pour y remédier et rendre son fonctionnement continu, a-t-on remplacé le chauffage par un moyen mécanique. On produit au moyen d'une pompe la compression de l'ammoniaque et, par suite, sa liquéfaction; l'eau de la dissolution n'ayant pas été chauffée, la redissolution du gaz dans l'eau se fait immédiatement. Cette modification apportée au système Carré par MM. Mignon et Rouart permet de produire de grandes quantités de glace à très-bas prix.

Dans le système de M. Tellier, le corps volatil est l'éther méthylique, et c'est au moyen d'une pompe que le gaz est liquéfié; puis, en se vaporisant, il produit le froid susceptible de congeler l'eau.

Enfin, avec un appareil absolument semblable au précédent, sauf que le corps volatil est l'acide sulfureux, M. Raoul Pictet a obtenu des températures de beaucoup inférieures, jusqu'à — 65° et — 73°. Le liquide que l'on refroidit est de la glycérine, qui est amenée à — 7°; il suffit d'y plonger les vases pleins d'eau pour que celle-ci se congèle immédiatement.

C'est à l'aide de cette méthode de refroidissement que M. Raoul Pictet a pu obtenir la quantité d'acide carbonique liquide nécessaire pour solidifier les gaz considérés jusqu'alors comme permanents.

3° *Par le changement de volume des gaz.* — Les changements de volume des gaz correspondent à des modifications calorifiques et sont également employés à la production du froid.

On sait, en effet, que la compression d'un gaz élève sa température, comme le prouve l'expérience du briquet à air, dans lequel l'amadou est enflammé par la chaleur mise en liberté. D'autre part, la dilatation brusque d'un gaz amène son refroidissement : un thermomètre métallique sensible, placé sous une cloche posée sur la platine de la machine pneumatique, indique un abaissement de température dès les premiers coups de piston. C'est, bien entendu, non pas le résultat, c'est-à-dire l'air comprimé dans un cas, l'air dilaté dans l'autre, qui produit ces variations de température, mais l'action même ; c'est-à-dire que la chaleur qui apparaît ou disparaît n'est autre chose que l'équivalent du travail mécanique résistant ou moteur du gaz, suivant le cas.

Je vais décrire sommairement le système de M. Giffard, qui a appelé l'attention à l'Exposition de 1878. Dans cet appareil, un moteur fait mouvoir une pompe à air foulante qui sert à comprimer de l'air dans un réservoir ; la pompe et le réservoir sont l'un et l'autre refroidis constamment par un courant d'eau qui circule dans une double enveloppe. L'air comprimé est ensuite conduit du réservoir dans un corps de pompe, où, par sa détente, il agit sur un piston de manière à le mettre en mouvement et à produire ainsi une partie de la force nécessaire au fonctionnement de l'appareil ; cet air s'est refroidi par le fait même qu'il s'est détendu en produisant un certain travail mécanique, et il peut être utilisé à refroidir les corps avec lesquels il sera mis en contact.

On possède donc actuellement des moyens puissants pour faire de la glace dans des conditions de prix qui permettent de l'utiliser facilement.

DEUXIÈME PARTIE

ÉTUDE PHYSIOLOGIQUE ET APPLICATIONS A L'HYGIÈNE

Je ferai deux divisions : 1° pour l'extérieur ; 2° pour l'intérieur.

PREMIÈRE DIVISION : DE LA GLACE A L'EXTÉRIEUR

Je ferai six subdivisions pour l'emploi de la glace à l'extérieur :

1° Action de la glace sur les tissus au point d'application. — 2° Sur la circulation du sang dans les artères et le cœur. — 3° Sur le système musculaire. — 4° Sur le système nerveux. — 5° Sur le sang, les glandes et les sécrétions. — 6° Sur l'ensemble de l'économie.

1° ACTION DE LA GLACE SUR LES TISSUS AU POINT D'APPLICATION

Pour appliquer localement la glace à l'extérieur du corps, on se sert de vessies de porc préparées, ou de sacs en caoutchouc dans lesquels on en enferme une suffisante quantité après l'avoir réduite en petits morceaux. On comprend que les mêmes objets pourraient servir, si au lieu de glace on voulait appliquer un mélange réfrigérant.

La glace détermine au point d'application, outre une sensation très-vive de froid, la contraction de tous les éléments musculaires de la région sur laquelle elle est appliquée. Cette action porte principalement sur les fibres du derme et sur les éléments contractiles des parois vasculaires, comme il est facile de le constater *de visu* sur la membrane natatoire de la grenouille ou sur l'oreille du lapin. Il en résulte une anémie locale. Mais ce n'est pas seulement le sang qui est chassé des vaisseaux de la partie refroidie par suite de la contraction des fibres du derme: les espaces et les vaisseaux lymphatiques, les aréoles des tissus interstitiels, se vident des sucs qu'ils renferment. Cette contraction locale se traduit à l'œil par la pâleur des tissus.

Sartorius a constaté sur la membrane natatoire de la grenouille que la glace détermine la contraction simultanée des capillaires artériels et veineux; en même temps le cours du sang est accéléré, tandis que le nombre des globules qui traversent un capillaire dans l'unité de temps diminue. Quand on cesse l'application de la glace, des phénomènes inverses se produisent: les tissus se colorent vivement; il y a réaction. En examinant les capillaires, on voit qu'ils sont dilatés et comme encombrés par de nombreux globules qui circulent lentement. Il en est de même pour les vaisseaux lymphatiques et les espaces périvasculaires; les tissus restent ainsi engorgés un certain temps. Cet engorgement s'explique très-bien par ce fait démontré expérimentalement par Hastings et Lehman, que les veinules restent encore contractées quand les artérioles ont déjà atteint leur maximum de relâchement. Pour arriver à diminuer l'intensité de ce phénomène, il en faut laisser se réchauffer les tissus que lentement et graduellement; alors, les artérioles ne se laissant pas envahir aussi vite par le sang et les veinules cessant peu à peu de rester contractées, la circulation reprend plus facilement son cours.

Conhein a fait voir sur l'oreille du lapin que la glace seule est impuissante à produire la congélation et que son action est éminemment passagère. Il faut employer des mélanges réfrigérants pour produire l'arrêt complet de la circulation et la solidification des liquides. Encore, si la température de l'oreille n'est pas abaissée au-dessous de —6°, il n'y a jamais d'accidents consécutifs; au-dessous de —6° et jusqu'à —15°, on peut encore éviter ces accidents, bien que l'oreille en dégelant soit le siége d'un léger œdème de couleur rosée, et qui est dû au passage dans le tissu cellulaire d'une certaine quantité de sérosité contenant une partie de la matière colorante des globules sanguins. Il suffit d'éviter un dégel trop brusque pour qu'au bout de quelques jours l'oreille soit revenue à son état normal. Il faut qu'elle ait été soumise à une température de —15° pendant un certain temps, pour qu'il se produise consécutivement des désordres sérieux et inévitables de suppuration et de nécrose.

M. Laveran a fait une étude analogue sur la membrane interdigitale de la patte de derrière de la grenouille et a observé exactement les mêmes phénomènes. Ces expériences, dit-il, sont d'accord avec les faits déjà observés chez l'homme pour prouver : 1° qu'un premier degré de congélation est compatible avec le rétablissement de la circulation ; 2° que la congélation au premier degré peut passer à la mortification complète sous l'influence d'un réchauffement trop brusque.

En somme, les effets locaux de la réfrigération des tissus consistent dans une anémie initiale, liée à une contraction active des vaisseaux, anémie qui dure aussi longtemps que la partie est soumise à l'action de la glace, et qui est suivie d'une congestion ou hyperémie plus ou moins intense, liée à un relâchement paralytique des parois des petits vaisseaux. Ce dernier phénomène est exactement le même que celui qu'on observe sur l'oreille du lapin qu'on a privé de ses nerfs vaso-moteurs par la section du nerf grand-sympatique cervical.

La glace abaisse la température des tissus avec lesquels elle reste en contact ; c'est un phénomène d'ordre physique. Ce refroidissement peut atteindre des profondeurs variables au-dessous des téguments.

Vanderbick avait déjà remarqué qu'une vessie de glace placée sur la paroi abdominale d'un lapin déterminait un abaissement de la température des viscères abdominaux et même du rectum ; Schultze est arrivé aux mêmes résultats en opérant sur des chiens. Mais c'est à Mlle Virginie Schlikoff, doctoresse russe, que l'on doit des notions exactes sur le refroidissement produit par la glace dans la profondeur des tissus. Elle appliquait une vessie de glace sur la peau ou sur une membrane muqueuse, et elle constatait, au moyen d'un thermomètre, le refroidissement produit à une certaine profondeur : 1° la vessie étant placée sur la joue et la boule du thermomètre à sa face interne ; 2° sur le dessus de la main fermée et la boule dans l'intérieur; 3° sur la paroi thoracique et la boule dans la cavité pleurale, chez un homme qui venait de subir l'opération de l'empyème; 4° sur la paroi abdominale et la boule par le trajet fistuleux d'un anus contre nature jusque dans l'intérieur de l'intestin sous-jacent; 6° sur la paroi abdominale et la boule dans le vagin. En somme, Mlle Schlikoff est arrivée à conclure que le refroidissement est en raison inverse de la distance qui sépare l'organe de la vessie de glace, et que la durée de l'application, pour obtenir ce résultat, n'a jamais besoin d'être prolongée au delà d'une heure de temps. Pour la joue, avec une épaisseur d'un centimètre, il a été de trois degrés ; dans la cavité pleurale, l'intestin, le vagin, l'abaissement n'a été que d'un à deux degrés. Il n'a manqué dans aucun cas, bien qu'offrant des différences individuelles assez tranchées. On peut donc conclure que les téguments, et en particulier le tégument externe, ne sont pas d'aussi mauvais conducteurs du calorique qu'on pourrait le croire ; malgré l'intervention de la circulation, la propagation du froid dans les organes contigus n'en suit pas moins sa marche comme dans les corps privés de vie, mais toutefois d'une façon plus lente.

2° SUR LA CIRCULATION DU SANG DANS LE CŒUR ET LES GROS VAISSEAUX

Lorsqu'on arrache le cœur d'une grenouille, il continue à battre pendant un temps assez long. Or on peut à volonté ralentir ou accélérer les battements de ce cœur placé sur une table, suivant qu'on abaisse ou qu'on élève sa température. Si l'on place à côté de lui une vessie de glace, on voit les contractions diminuer promptement, après avoir été d'abord légèrement accrues; et, si on l'emploie un mélange réfrigérant qui fasse tomber la température à — 4°, les contractions cessent entièrement pour ne plus revenir. Le cœur se comporte, dans ce cas, comme un muscle quelconque, ainsi que nous le verrons tout à l'heure à propos du système musculaire.

Le même effet se produit sur le cœur quand il est laissé en place, la paroi thoracique étant ouverte. Il se produit encore, mais avec moins d'intensité, si la vessie de glace est seulement placée sur la paroi thoracique intacte. Chez l'homme, M. Gendrin a observé qu'une vessie de glace placée sur le cœur en fait diminuer les battements. Il y a longtemps que Galien avait dit : La chaleur accélère le pouls, le froid le ralentit. Sous l'influence de la glace, les battements du cœur diminuent en force et en nombre; ce phénomène est surtout dû à la tension artérielle produite par le froid, et cette tension agit comme un frein sur le cœur : à mesure qu'elle augmente, le cœur ralentit ses battements; quand elle diminue, les battements augmentent. Blumenbach avait constaté que, chez les Groënlandais, le pouls ne battait que 40 à 45 fois par minute.

L'action de la glace sur les artères a été étudiée par M. Marey. Si l'on examine, dit-il, au moyen d'une forte loupe, la membrane de l'aile d'une chauve-souris, on y voit une riche arborisation vasculaire. Si l'on applique alors un morceau de glace sur un tronc artériel, on voit que ce vaisseau se resserre de plus en plus et que les branches qui en émanent diminuent aussi peu à peu de diamètre.

De même, si l'on applique chez l'homme une vessie de glace au-dessus du coude, le long de l'artère humérale, il se produit un rétrécissement du calibre de ce vaisseau et de ses branches ; ce qui augmente la pression intravasculaire, en même temps que diminue la quantité de sang qui circule dans les branches du vaisseau rétréci. Pour démontrer cette augmentation de pression, il suffit d'appliquer le sphygmographe de M. Marey sur le trajet de la radiale : on voit alors que le tracé obtenu est presque semblable à une ligne droite, tant est forte la tension des parois artérielles qui ne se laissent plus soulever par le choc de l'ondée sanguine. Quand on retire la glace, le tracé présente, au bout de quelque temps, tous les caractères de l'état normal, avec ses lignes ascendantes et descendantes.

Le rétrécissement de l'artère n'est pas seulement dû, dans ce cas, à une action locale du froid qui, se propageant dans les tissus de proche en proche, irait impressionner directement les éléments des parois vasculaires: il s'opère aussi par action réflexe, ainsi que le démontrent d'autres expériences. En effet, si, au lieu d'appliquer le sac de glace sur l'humérale, on le place sur le coude au niveau du nerf cubital, les phénomènes produits sont identiques; il en est de même encore si la glace est placée sur un tout autre point du bras en rapport avec un gros tronc nerveux. Il résulte de ces faits que les ramifications périphériques de l'artère reçoivent moins de sang, et que la température de la paume de la main constatée au thermomètre diminue de quelques dixièmes de degrés.

Pendant ce temps, l'accumulation du sang au-dessus de l'artère rétrécie y produit un effet inverse: un thermomètre placé dans l'aisselle accuse une élévation de température à peu près égale à celle que la main a perdue. Il en est de même pour les autres artères. Ainsi, quand on applique une vessie de glace le long du cou sur le trajet de la carotide externe, la température s'abaisse dans le conduit auditif externe, ainsi qu'on peut s'en assurer par le moyen d'un petit thermomètre introduit dans ce conduit.

3° ACTION DE LA GLACE SUR LE SYSTÈME MUSCULAIRE

Quand on applique sur un muscle une vessie de glace, tout d'abord il semble qu'il y a une certaine excitation produite; les contractions deviennent plus fortes; mais cet état dure peu, et, si l'on persiste dans l'application de la glace, le muscle ne tarde pas à s'engourdir et à cesser de pouvoir se contracter.

Cet effet primitif de la glace sur le système musculaire est surtout bien appréciable dans le phénomène connu sous le nom de *chair de poule*, et qui est dû à la contraction spasmodique des fibres du derme; il en est de même pour le scrotum, qui devient petit et dur, tandis que le crémaster entraîne le testicule vers l'anneau inguinal. De même encore, de l'eau glacée envoyée dans la vessie ou dans le rectum en petite quantité augmente la tonicité de ces organes et facilite la miction et la défécation.

M. Marey a étudié, à l'aide du myographe, cette influence de la glace sur les muscles. Au début, l'amplitude des secousses est légèrement accrue; mais elle ne tarde pas à décroître rapidement. Il y a une certaine analogie entre cet effet et celui qui est dû à la fatigue : dans les deux cas, il y a épuisement rapide des matériaux nécessaires au fonctionnement du muscle, par suite de l'activité exagérée des combustions intramusculaires dans la fatigue, et, sous l'influence de la glace, par le manque de l'apport suffisant de ces mêmes matériaux, par suite de la contraction des vaisseaux sanguins.

Tout le monde sait que, lorsqu'on a manié de la neige ou de la glace pendant un certain temps, les mains restent engourdies; si l'on n'avait fait qu'y toucher, les mains, au lieu de s'engourdir, en auraient été échauffées par le fait de la vive réaction produite.

On peut se demander si la glace, appliquée directement sur un muscle dont elle abolit la contractilité, agit sur les extrémités terminales des nerfs moteurs destinés à ce muscle ou sur les fibres musculaires elles-mêmes. Beck a constaté que la glace ne peut suffire à amener aucune altération de la fibre musculaire, et qu'il faut des températures inférieures à zéro pour obtenir la dégénérescence granulo-graisseuse. La patte d'un lapin, placée dans un vase de glace fondante, semblait avoir perdu toute contractilité au bout de quelques heures; mais, si la réaction était amenée graduellement, on voyait les mouvements reprendre toute leur vigueur. Si la patte était plongée dans un mélange réfrigérant, de manière à subir un froid de 4 degrés pendant une journée, le tissu musculaire devenait impropre à pouvoir se contracter de nouveau. Nous avons dit précédemment qu'il en était ainsi du cœur de la grenouille, dont les contractions cessent aussi définitivement à — 4 degrés.

Howard a fait des expériences sur l'action de l'électricité appliquée sur des muscles refroidis. Il a constaté que les deux électrodes d'une pile appliquée sur le muscle ne donnaient plus lieu à aucune contraction à l'ouverture et à la fermeture du courant ; tandis que, si l'on électrisait directement le nerf moteur de ce muscle, on obtenait des contractions encore assez énergiques.

4° ACTION DE LA GLACE SUR LE SYSTÈME NERVEUX

Cette action n'est pas encore très-bien connue, du moins dans ses détails intimes. D'une façon générale, la glace appliquée localement peut être rangée parmi les excitants physiques du système nerveux, puis comme agent anesthésique, si son action se prolonge.

Les différents modes de sensibilité ne sont pas simultanément abolis; la sensibilité à la douleur disparaît la première, alors que la sensibilité tactile reste encore intacte. On peut tirer, en chirurgie, un grand parti de cette connaissance, afin d'opérer au moment opportun et sans pousser trop loin la réfrigération des tissus, surtout si l'on se sert du mélange réfrigérant d'Arnott. Il suffit de piquer, à travers le mélange réfrigérant, quelques aiguilles dont les pointes se trouvent en contact avec la peau ; on pique légèrement d'abord, puis plus fortement. Au moment précis où le patient déclare ne plus ressentir la sensation de douleur, mais seulement une sensation de contact, on enlève rapidement le mélange et l'on opère avec la certitude d'être resté dans une limite convenable quant à la réfrigération des tissus.

L'application de la glace sur le trajet d'un nerf ne donne pas, comme lorsqu'elle est appliquée sur ses ramifications terminales à la peau, une sensation de froid, mais une sensation de douleur. Quand on applique une vessie de glace sur le trajet du nerf cubital au coude, ainsi que l'a fait Waller sur lui-même, voici ce qu'on éprouve : d'abord une douleur très-vive, qui se fait sentir plus particulièrement dans le petit doigt et sur le côté interne de l'annulaire, puis qui se répand dans toute la main. Il y a exaltation douloureuse dans les fonctions des fibres nerveuses sensitives. A mesure que l'action de la glace se prolonge, le premier phénomène disparait graduellement pour faire place à un engourdissement très-prononcé. Il en est de même pour les fibres excito-motrices de ce nerf; après une surexcitation légère et facilement constatable au moyen du courant électrique, les muscles auxquels elles se distribuent deviennent de moins en moins sensibles à toute excitation, et semblent bientôt comme paralysés.

Quant à la température, tout d'abord elle s'abaisse sensiblement d'un degré et même davantage au niveau des muscles de la main, ce qui est dû évidemment à la contraction des capillaires correspondant à la période d'excitation des nerfs vaso-moteurs ; mais, quand le nerf cubital commence à être paralysé par l'action continue de la glace, alors les vaso-moteurs cessent eux aussi leur action, et les capillaires se laissent distendre par le sang au petit doigt et à la partie interne de l'annulaire ; la température de ces parties s'élève en même temps qu'elles se colorent ; par contre, les autres doigts de la même main, auxquels ne se distribue pas le nerf cubital, deviennent plus froids et plus pâles, soit par action réflexe, soit par appel du sang de leurs capillaires dans les capillaires voisins dilatés. Cet abaissement de température était même considérable, de 34° à 28°, d'après Rosentald ; tandis que l'élévation de température du petit doigt et de l'annulaire n'était pas de beaucoup plus d'un degré.

Ainsi la glace, appliquée sur le trajet d'un nerf mixte comme le cubital, donne lieu d'abord à des sensations douloureuses, puis à la paralysie et à l'anesthésie des parties auxquelles ce nerf se distribue, avec hyperémie et élévation de température de ces parties, tandis qu'il y a anémie et abaissement de celle des parties voisines. Enfin, lorsque le nerf lui-même se réchauffe, il devient le siége d'une congestion violente, et qui n'est pas sans danger.

M. Laveran a constaté que les nerfs congelés offraient une coagulation de la myeline, qui était devenue granuleuse et ne formait plus une gaine régulière autour du *cylinder axis;* cette coagulation était le résultat direct de la congélation. Comme les expériences avaient lieu sur un animal vivant, il a pu ensuite constater que le nerf, en dégelant, pouvait reprendre ses fonctions, si la congestion ne se faisait pas trop brusquement, au point de fournir quelquefois des épanchements de sang entre les fibres nerveuses, ou en donnant lieu à des accidents inflammatoires trop intenses de névrite ou de périnévrite.

Sur le cerveau et la moelle épinière, malgré les expériences de Richardson (*Med. Times and Gazette*, 1865), on est loin d'être fixé. Voici quelques-unes de ses conclusions : « Le cerveau peut être refroidi sur un animal vivant, après trépanation, au moyen d'un morceau de glace ; après une légère excitation, il y a engourdissement des fonctions cérébrales et comme une période d'inertie et de mort temporaire. On aperçoit une décoloration générale de la pie-mère, dont les vaisseaux sont fortement contractés. Après l'enlèvement de la glace, les fonctions se rétablissent peu à peu ; l'animal semble sortir d'un long sommeil.

» L'application de la glace sur le cervelet amène sur les lapins des accidents convulsifs ; sur le bulbe, la mort arrive promptement par annulation des mouvements respiratoires. Enfin, si l'on refroidit une partie quelconque du système nerveux, on amène des perturbations dans une autre partie. »

Cette dernière conclusion de Richardson nous amène à parler de phénomènes réflexes qui ont une très-grande importance. Brown-Sequard (*Journal de Physiologie*, 1858) a observé que, si l'on place la main sur une vessie pleine de glace pendant un certain temps, non-seulement cette main subit un abaissement de température, mais l'autre main se refroidit également. Il en est de même pour les pieds. Mais ces phénomènes ne se montrent pas seulement dans les parties homologues. Ainsi tout le monde sait que des malades qui ne peuvent pas uriner, par suite d'une paresse de la vessie ou d'une congestion des veines vésico-prostratiques du col, quand ils sont au lit ou bien les pieds appuyés sur un tapis moelleux, retrouvent tout à coup cette possibilité en pressant le périnée sur un corps froid, ou seulement en appuyant les pieds sur des carreaux également très-froids. On produirait avec de la glace un effet encore plus énergique.

La glace appliquée sur les mains ou les bras produit une action analogue, non plus sur les organes du petit bassin, mais sur les organes thoraciques. On a pu arrêter ainsi des attaques d'asthme.

Appliquée sur le rachis, on a constaté qu'elle amenait une congestion de l'encéphale; par contre, appliquée sur les extrémités inférieures, elle amènerait au contraire une certaine anémie cérébrale, avec abaissement de la température constatable au thermomètre dans le conduit auditif externe. Ces phénomènes réflexes s'expliquent difficilement, et ils ne se produisent plus sur l'encéphale du côté où l'on a enlevé le ganglion du grand sympathique cervical.

Si l'on couvre de glace une portion assez considérable des téguments, il survient des phénomènes très-divers, suivant la résistance plus ou moins grande de l'organisme au froid, depuis le phénomène initial de la chair de poule généralisé à toute la surface du corps, les claquements de dents avec tremblement général, jusqu'aux mouvements spasmodiques, trismus de la mâchoire, convulsions tétaniques et hystériformes; mais ces accidents cesseraient promptement après enlèvement de la cause productrice.

5° SUR LE SANG, LES GLANDES ET LES SÉCRÉTIONS

Sous l'influence d'une température de —1°, le sang passe à l'état solide; mais ce phénomène ne se manifeste qu'en dehors de l'être vivant. Chez un homme mort de congélation, dit Rollet, le sang ne présente pas d'altération manifeste dans le cœur et les gros vaisseaux; cependant, dans celui des vaisseaux capillaires des extrémités, les globules sont plus petits et plus pâles, tandis que les tissus adjacents sont imprégnés de sérum colororé en rose, coloration due à la matière colorante que ces mêmes globules ont perdue.

Quand du sang passe à la température de —1° à l'état solide, il devient d'un rouge vif; si on le fait dégeler dans le même vase, il devient d'un rouge foncé, et il n'est plus possible de le congeler de nouveau. Si on l'examine alors au microscope, on trouve les globules dissociés, privés de leur nucléole qui s'est échappé par un phénomène d'osmose. En outre, on observe de nombreux noyaux libres en bien plus grande quantité qu'à l'état ordinaire. On a constaté, d'après Hayem, que le sang des Esquimaux contient un très-grand nombre de microcytes, dus sans doute au refroidissement intense auquel il est soumis, et qui va quelquefois jusqu'à produire des congélations partielles.

Le sang coagulé ne renferme aucun gaz; mais, tant qu'il reste à l'état liquide dans les vaisseaux, il continue à contenir des gaz. Cependant la distinction entre le sang veineux et le sang artériel devient moins tranchée : le sang veineux contient plus d'oxygène, parce que les combustions dans l'intimité des tissus se trouvent ralenties; le sang artériel contient plus d'acide carbonique, à cause de la rareté des inspirations; le sang veineux devient plus rouge qu'à l'état normal, le sang artériel devient plus noir.

La glace agit sur les leucocytes, ou globules blancs du sang et de la lymphe, en diminuant leur activité. A la température normale, ceux-ci poussent des prolongements, et leur activité s'accroît encore si cette température s'élève de quelques degrés; mais, si elle s'abaisse, cette activité diminue, et elle cesse tout à fait au-dessous de 20°. On comprend très-bien combien cette donnée est importante pour empêcher la suppuration de se produire par l'application continue de la glace sur une partie menacée.

On sait peu de chose sur l'effet de la glace sur les glandes. Mosler, ayant appliqué une vessie de glace sur la rate d'un chien éventré, a constaté un resserrement considérable de cet organe, en même temps qu'un aspect granulé et une coloration d'un rouge grisâtre. Le même effet, mais bien moins considérable, se produisait encore quand la vessie était appliquée sur la paroi abdominale d'un autre chien au niveau de la rate; mais alors il était inférieur à celui que produit l'administration du sulfate de quinine.

Sur les reins d'un chien dont les uretères avaient été mis en communication avec un appareil enregistreur, Müller, ayant placé des compresses glacées, put constater que la sécrétion urinaire était augmentée, au bout de dix minutes, de 25/100 de la quantité normale. Ici, l'action de la glace est double par le refroidissement qu'elle produit : 1° pression intravasculaire générale, d'où augmentation de la sécrétion ; 2° arrêt de la perspiration cutanée.

Tout le monde sait, en effet, que l'activité de la sécrétion urinaire est en raison inverse de celle des téguments ; qu'elle augmente en hiver et diminue en été. C'est aussi pour cette cause que les maladies des voies urinaires sont plus fréquentes dans le Nord, et celles de la peau dans le Midi.

6° ACTION DE LA GLACE SUR L'ENSEMBLE DE L'ÉCONOMIE

La glace a sur l'ensemble de l'économie la même action que sur chaque système en particulier, mais il faut qu'elle soit en rapport avec une grande partie du corps. Or l'homme n'a point été soumis volontairement à une semblable expérience, et, s'il s'est trouvé tout entier exposé à l'action de la neige ou de la glace, ce n'a été qu'accidentellement. Les animaux seuls ont pu servir de sujets pour cette étude.

Toutefois la glace appliquée localement, à l'état surtout de mélange réfrigérant, pourrait amener des accidents généraux si la partie congelée venait à s'enflammer et à se gangrener. Les accidents pourraient devenir mortels, soit par infection putride, soit par fièvre hectique, si la partie tardait trop à se détacher.

Dans un cas cité par M. Michel (de Strasbourg), une femme ayant eu un pied gelé accidentellement, il s'ensuivit une inflammation très-vive avec gangrène partielle ; cette femme succomba brusquement. A l'autopsie, on trouva de petites embolies encombrant les ramifications de l'artère pulmonaire et provenant manifestement de la partie congelée. Mais, en outre de ces embolies solides formées par des amas de globules sanguins altérés, il peut se former dans des conditions analogues de véritables embolies gazeuses provenant des gaz du sang: c'est surtout quand la partie congelée est soumise à un brusque dégel.

Les gaz que le sang a abandonnés pendant sa solidification n'ont pas le temps de s'y redissoudre peu à peu, et, dilatés par la chaleur brusquement survenue, ils arrivent jusque dans le tissu pulmonaire qu'ils encombrent, amenant la mort par asphyxie. M. Proust a, en outre, montré que le changement brusque de température ambiante peut amener la mort sans qu'il y ait eu congélation. Ainsi des poissons vivant dans l'eau à 12°, et transportés tout d'un coup dans de l'eau à la température de 28°, meurent rapidement. Ils ne meurent pas si la température du milieu s'est élevée lentement et progressivement. Le même phénomène se produit également en sens inverse; il est dû, dans l'un et l'autre cas, à la variation instantanée et considérable du volume des gaz contenus dans le sang.

L'action de la glace sur l'ensemble de l'économie a été surtout étudiée sur les animaux à sang froid, et, chose remarquable, ces animaux ont pu rester longtemps au contact et même emprisonnés dans des blocs de glace sans mourir. C'est qu'alors, il est vrai, leur congélation n'était pas complète; des sangsues, des limnées, des poissons même, ont pu dans ces conditions être rappelés à la vie.

Pouchet fait observer que, si la vie a pu se conserver ainsi pendant quelque temps chez ces animaux, c'est que, grâce à leurs mouvements, grâce aussi à la chaleur qu'ils produisent quoique très-faiblement, ils empêchent la glace de se former immédiatement autour d'eux et de les enserrer de trop près. Mais, dit le même auteur, quand un animal est tout à fait gelé, il meurt; et Hunter, qui s'était imaginé de pouvoir prolonger indéfiniment la vie d'un individu en le congelant et en le faisant dégeler tous les cent ans, fut bientôt obligé de reconnaître qu'il s'était trompé, car il ne put même pas rappeler à la vie des carpes qu'il avait fait geler complétement.

Gaymard affirme cependant que des crapauds exposés dans la terre à un froid très-vif étaient durs, raides et cassants, quand on les retira de la boîte de fer-blanc où ils avaient été placés; quand on brisait un de leurs membres, il ne sortait pas une goutte de sang. Ces animaux, toutefois, *furent rappelés à la vie en les faisant dégeler avec lenteur*.

Il faut, dit Pouchet, que la congélation n'ait pas été complète. Il s'agit là d'une question de degré et peut-être aussi d'une question de temps; car il est bien certain que la congélation ne conserve que les cadavres des animaux, et non pas les animaux eux-mêmes, témoin les cadavres entiers d'éléphants et de rhinocéros contemporains du déluge, et qu'on retrouve intacts dans les blocs de glace aux environs de l'embouchure des grands fleuves de la Sibérie, cadavres si bien conservés que leur chair a pu servir à l'alimentation.

La mort, chez l'homme, arrive quand la température interne descend entre 16° et 22°, dit Tourdes; mais elle peut survenir bien avant que cette température ait été atteinte, et de plusieurs manières différentes:

D'après Lacassagne, la mort peut être le résultat: 1° d'un froid intense et d'un refroidissement rapide, faisant périr brusquement par son action sur le système nerveux; 2° d'un froid moins intense mais continu, amenant le refroidissement graduel de l'organisme; 3° par des accidents consécutifs à des congélations partielles. Nous avons déjà parlé de ces dernières; quant aux deux autres formes, elles offrent des différences bien tranchées.

Dans le premier cas, c'est l'anémie du cerveau avec une diminution de l'action du cœur. Les phénomènes nerveux, comateux ou convulsifs, n'ont qu'une courte durée, et un syncope termine la scène. Le système musculaire s'engourdit et peut se paralyser brusquement.

Larrey a donné de ce genre de mort une description saisissante: « Nous étions tous, dit-il, avant d'arriver à Vilna, dans un tel état de torpeur, que nous avions peine à nous reconnaître les uns les autres; on marchait dans un morne silence. La vue et les forces musculaires étaient affaiblies, au point qu'il était difficile de suivre la direction de la colonne et de conserver l'équilibre. Celui qui le perdait restait en arrière ou sur les côtés, chancelant sur ses jambes, et tombait pour ne plus se relever, aux pieds de ses compagnons, qui ne détournaient même pas la tête. »

Quelquefois la mort arrivait d'une manière encore plus rapide, au milieu de ces vastes plaines où l'armée française avait tant de peine à opérer sa retraite. « Nous avons vu, dit Desgenettes, des hommes marchant avec l'apparence musculaire la plus énergique, se plaindre tout à coup de ne plus y voir; leurs yeux hagards devenaient immobiles; les muscles du cou se raidissaient et fixaient peu à peu la tête à droite ou à gauche; la raideur gagnait le tronc; les membres abdominaux se fléchissaient, et les hommes tombaient comme foudroyés. »

Souvent il se produit un besoin invincible de sommeil, qui semble dominer tout le reste. Solander, assailli par une tempête de neige sur une montagne de la Terre de Feu, et voulant regagner son navire, prévint ses compagnons d'avoir à lutter contre le sommeil, s'ils voulaient échapper à la mort; et lui-même, à bout de forces, fut le premier à éprouver ce besoin. Sans la violence dont il fallait user vis-à-vis de lui, il aurait infailliblement péri.

Au passage de la Bérézina, dont la température à 0° charriait d'énormes glaçons, tous ceux qui tombèrent dans le fleuve succombèrent presque instantanément, soit par sidération nerveuse, soit par la paralysie subite des muscles. Ils ne se débattaient ni n'essayaient de se sauver en nageant (et il y avait parmi eux d'habiles nageurs); ils restaient immobiles, suspendus au milieu des glaçons qui les emportaient, ou disparaissaient au fond de l'eau glacée.

M. Martins (de Montpellier) a donné une description admirable de la mort par la neige; il suppose un voyageur égaré par un temps de neige dans une vallée des Alpes : « Alors le pauvre voyageur, dit-il, égaré, harassé, ne voyant pas à deux pas devant lui, est pris d'un besoin de dormir irrésistible; mais, perdu, désespéré, il cherche en tâtonnant quelque rocher, et, s'abandonnant pour ainsi dire lui-même, il se couche pour ne plus se relever, et il meurt de froid comme l'on meurt de faim. » (*Mém. de l'Acad. de Montpellier*, 1859.)

Dans la seconde forme (froid moins intense, mais continu), il y a toujours un commencement de réaction de la part de l'organisme ; il survient des congestions viscérales. La mort peut arriver brusquement du fait d'un réchauffement trop rapide.

Malheur à l'homme engourdi par le froid, écrit Larrey, chez qui la sensibilité extérieure était éteinte, s'il entrait subitement dans une chambre trop chaude, ou s'il s'approchait trop près du feu d'un bivouac. Les parties saillantes, engourdies et gelées, étaient frappées de gangrène avec une telle rapidité, que ses progrès étaient visibles à l'œil ; ou bien l'individu était tout à coup suffoqué par une sorte de turgescence qui paraissait s'emparer du système pulmonaire et cérébral. Ainsi mourut le pharmacien de la garde en arrivant à Kowno.

Quand, au lieu de réchauffer brusquement les malades, on a soin de ramener lentement la chaleur par des frictions avec de la glace ou de la neige, on peut rappeler à la vie des individus qui sont à l'état de mort apparente.

Pendant l'hiver de l'an X, vingt prisonniers autrichiens furent perdus pendant vingt-six heures dans la neige du mont Cenis ; on les trouva engourdis, ne donnant plus signe de vie. On les plaça dans des lits froids ; on les frictionna avec de la neige, puis avec des linges trempés dans de l'eau froide : ils guérirent rapidement. Ainsi le même objet, glace ou neige, qui allait devenir une cause de mort, put servir mieux que tout autre, en empêchant une réaction trop vive, à conjurer la mort et à rappeler la vie.

Chez les peuples du Nord, Groenlandais ou Esquimaux, cette action curative est bien connue, et chaque jour mise à profit. S'ils voient chez l'un d'entre eux les parties saillantes, nez ou oreilles, devenir d'un blanc couleur de cire sans que le patient lui-même en ait conscience, ils s'empressent de lui porter secours en frictionnant vigoureusement la partie avec de la neige, et ils la sauvent ainsi de la gangrène.

Ces peuples savent aussi tirer un grand parti de la neige pour se construire des abris contre le froid excessif de ces régions. Ils font des murs épais avec de la neige durcie, et, ces murs étant très-mauvais conducteurs de la chaleur, la différence de température à l'intérieur de leurs huttes de neige est quelquefois de plus de 20° à 30° avec celle de l'air extérieur. Ainsi ils peuvent vivre et se perpétuer dans ces climats glacés, et au moyen d'une alimentation susceptible de produire beaucoup de chaleur, car ils mangent abondamment de la chair graisseuse de phoques et des huiles de poissons et de cétacés, quand les Européens ne le pourraient certainement pas. Au bout de quelques années, les plus rudes pionniers des régions arctiques reviennent exténués, et tous ne reviennent même pas. Il faut des précautions spéciales et minutieuses pour y rester, et je vais les exposer brièvement.

D'abord il faut être d'une santé parfaite, d'un tempérament sanguin et nerveux, d'un caractère ardent et intrépide. Larrey a constaté que les hommes du midi de la France, les Italiens et les Espagnols, résistaient mieux que les Belges et les Allemands pendant la désastreuse retraite de Russie; et ce que l'on ne sait pas assez, ajoute-t-il, c'est que la mortalité dans l'armée russe a été au moins aussi considérable que dans la nôtre.

Ainsi, pour affronter le rude hiver des régions arctiques, il faut être fort, vigoureux, doué d'un appétit énergique et d'un système dentaire irréprochable, d'une volonté tenace, d'un courage au-dessus de toute épreuve. Il faut avoir à sa disposition un abri bien aménagé, de la nourriture en abondance (viande et aliments gras), des excitants diffusibles, comme le café, le thé, l'eau-de-vie; il faut se livrer à un exercice modéré et régulier dès que la température extérieure le permet; les yeux doivent être garantis par des verres de couleur sombre; le corps tout entier, y compris la tête, les pieds et les mains, recouvert par des vêtements chauds et moelleux, empruntés aux animaux à riches fourrures de ces mêmes régions. Les pieds surtout, toujours en contact avec la neige et la glace, doivent être bien protégés; mais il faut que les chaussures soient larges, car la moindre compression pourrait amener des accidents de congélation. Les mocassins ou bottes de peau flexibles des Indiens du Canada, bottes qui sont imperméables à l'eau et non à l'air, remplissent bien ce but. Les mains seront couvertes de mitaines, et par-dessus des gants à un seul doigt, en peau solide, descendant sur les poignets, garantis eux-mêmes par de petits manchons. Les tissus de caoutchouc, qui sont imperméables à l'eau, offrent bien quelques avantages; mais ils présentent en outre bien des inconvénients, comme par exemple de laisser s'accumuler la perspiration cutanée, qui, si elle devenait un peu abondante, produirait vite l'effet d'une douche glaciale. Les explorateurs doivent toujours être munis de citrons, ou mieux de flacons contenant du jus de citron, pour parer aux atteintes du scorbut qui les menace. Ils doivent se construire un abri recouvert de neige, et, pendant leurs voyages, emporter avec eux le grand sac de fourrures dans lequel ils ont l'habitude de dormir. Quant aux accidents de congélation, ils n'ont qu'à leur appliquer le traitement des Esquimaux. Pour ce qui est des accidents généraux consécutifs de congestions cérébrales ou pulmonaires, outre les moyens déjà indiqués, les émissions sanguines peuvent être utiles, soit par des mouchetures sur la membrane pituitaire, soit, au besoin, par la saignée.

Maintenant, il faut reporter notre attention vers d'autres climats tout opposés, là où la chaleur excessive est souvent une cause de maladie, ou un empêchement à la guérison des malades : je veux surtout parler des climats torrides, sans en exclure notre climat lui-même, dans lequel la chaleur devient quelquefois excessivement fatigante pendant l'été. Dans ces conditions, on a cherché à atténuer cette chaleur trop considérable au moyen de la neige et de la glace agissant à distance, par l'intermédiaire de l'air ambiant. Déjà, en 1848, un pharmacien avait inventé un petit appareil pour rafraîchir l'air des chambres des malades. C'était un réservoir en bois à double fond, sur lequel venaient reposer des grilles placées verticalement. Entre ces grilles on introduisait de la glace, puis le réservoir était fermé par un couvercle; il y avait un tuyau d'appel à l'orifice extérieur duquel s'ajoutait un petit moulin, dont les ailes en tournant poussaient l'air dans le tuyau ; cet air traversait les glaçons dans le réservoir, s'y refroidissait, et, par un tuyau d'échappement, arrivait se verser dans l'appartement.

Depuis cette époque, on est arrivé, au moyen des appareils Tellier, à produire un abaissement constant de température à zéro dans une chambre close, comme par exemple cela s'est fait dans l'installation du vaisseau *le Frigorifique*, destiné à transporter en France à l'état frais des viandes de l'Amérique du Sud. Au moyen des appareils Giffard, on peut arriver aux mêmes résultats, et avec très-peu de frais.

Le moment semble donc venu où l'on devra s'occuper sérieusement de rafraîchir les lieux habités avec le même soin qu'on s'est occupé jusqu'ici du chauffage et de la ventilation. « On çonçoit aisément, dit M. Gariel (*Dictionnaire encyclopédique des sciences médicales*), l'avantage qui en résulterait, même dans nos climats, au point de vue de l'hygiène, pour les appartements, les salles de réunion et de spectacle pendant l'été ; mais les résultats ne seraient-ils pas bien plus considérables encore dans les pays chauds, alors que la fatigue, l'épuisement, sont la conséquence, entre autres éléments, du maintien de la température à un degré élevé, inconvénient auquel ne remédie qu'imparfaitement la *panda* (arbre dont l'écorce est employée en décoction contre les accidents intestinaux occasionnés par la chaleur). Enfin, pour terminer, ces procédés de rafraîchissement ne pourraient-ils pas rendre des *services énormes*, si l'on parvenait à les employer convenablement dans les hôpitaux ? Ne doit-on pas espérer que l'on arrivera bientôt à construire un hôpital qui, toujours bien ventilé, sera maintenu à une température constante par le chauffage en hiver et le refroidissement en été. » Ce sera là, certainement, un grand progrès accompli dans la voie du bien à faire aux malades. La ville de Montpellier aura l'honneur d'être la première à voir se réaliser ce désidératum, exprimé si énergiquement par M. Gariel ; car, dans son nouvel hôpital, il sera bien facile de rafraîchir en été les salles des malades, placées au-dessus d'un rez-de-chaussée, où des tuyaux lanceront des jets d'eau fraîche pulvérisée, et, au besoin, refroidies plus encore en faisant passer ces tuyaux au travers de la glacière établie sous le grand bassin.

On a donné aussi satisfaction aux justes réclamations de M. Brouardel, en dotant enfin la Morgue de Paris d'appareils réfrigérants pour la conservation des cadavres, ce qui importe extrêmement au point de vue de la médecine légale. Tout autour de la salle d'exposition, il existe une série de casiers de $2^{m}50$ de profondeur sur $0^{m}70$ de hauteur et de largeur. Un cadavre placé dans ces casiers s'y congèle rapidement, la température y étant maintenue constante à — 15°.

Deuxième division : DE LA GLACE A L'INTÉRIEUR

PHYSIOLOGIE ET HYGIÈNE

Je serai beaucoup plus bref sur l'emploi de la glace à l'intérieur et je ne ferai aucune subdivision.

L'ingestion de la glace donne lieu à des phénomènes physiologiques très-différents, suivant la manière dont elle est ingérée, suivant la quantité ingérée, suivant la température de l'air ambiant, suivant l'état de plénitude ou de vacuité de l'estomac, si le corps est en sueur, etc.

Quand la glace est ingérée en petite quantité, par une température extérieure suffisamment élevée et sans que le corps soit en sueur, elle est parfaitement inoffensive. Dans le premier moment, elle soustrait aux parois de l'estomac une certaine quantité de calorique, ce qui procure une sensation de bien-être, de rafraîchissement général; puis survient une légère réaction, et la muqueuse stomacale se trouve stimulée.

S'il n'y pas abus, l'usage interne de la glace ne peut produire aucun accident ; bien au contraire, il peut être d'une grande utilité dans beaucoup de cas, comme nous le verrons tout à l'heure. Même quand le corps est en sueur, elle n'a pas l'inconvénient des boissons glacées, à moins que ces boissons ne soient déjà stimulantes par elles-mêmes, comme le champagne frappé, et cela tient à ce qu'on ne peut jamais en absorber d'un coup une aussi grande quantité. Toutefois, sous forme de glaces aromatisées et de sorbets, il est bon de s'en méfier quand le corps est échauffé par la danse, et il ne faudrait pas en faire un trop fréquent usage dans la même soirée. On a l'habitude, il est vrai, d'entremêler le service de ces glaces et sorbets avec celui des boissons chaudes et alcooliques : vin chaud et punch, et, dans ces conditions, il n'y a aucun inconvénient.

Je n'ai pas à m'occuper ici des effets de l'absorption continue de la glace sur la muqueuse digestive, car elle n'est employée de cette manière que pour combattre les accidents pathologiques, et nous nous en occuperons plus loin.

Mais sur les gens bien portants, les boissons glacées, sinon la glace, ont souvent donné lieu à des accidents fort graves et quelquefois mortels. Cela se comprend, eu égard à la quantité d'eau glacée qui peut être ingérée brusquement, et on connaît plusieurs exemples de mort ainsi provoquée. Toutefois, dit Halm, la glace elle-même n'a jamais causé d'accidents mortels chez un homme bien portant ; il recommande cependant de ne faire usage des glaces préparées qu'à la fin du repas, alors que la digestion est déjà assez avancée : l'estomac contenant de la nourriture en sera moins directement affecté ; le refroidissement sera également moindre, et la réaction plus facile et plus modérée.

Cependant la glace, sur des malheureux déjà affaiblis et refroidis, peut causer des accidents graves ; mais il est difficile de s'en asbtenir quand on n'a pas d'autres moyens à sa disposition, pas même quelques gouttes d'eau-de-vie. Larrey raconte que les soldats affaiblis qui cherchaient à étancher leur soif avec de la neige ou de la glace mouraient plus vite que les autres, en présentant une constriction douloureuse à la gorge et à l'épigastre, accompagnée d'une vive anxiété.

Chez quelques personnes, mais il s'agit là d'une simple idiosyncrasie, l'absorption de la glace provoque des douleurs, une céphalalgie insupportable (dit Quérard). Les boissons chaudes enlevaient très-rapidement cette douleur. Chez d'autres, cette ingestion de la glace détermine du trismus. Heureusement, dit le même auteur, que ces cas sont très-rares, et que les personnes atteintes d'une semblable idiosyncrasie peuvent parfaitement se dispenser d'en faire usage.

En résumé, la glace prise à l'intérieur n'offre pas d'inconvénients sérieux et présente de très-grands avantages. Dans les climats chauds, et même dans notre climat, pendant l'été, elle peut rendre service en refroidissant les boissons ingérées aux repas, et les ramenant d'une température élevée aux environs de 12°. Cet effet s'obtiendra facilement et avec une bien petite quantité de glace, si l'on songe qu'en outre du refroidissement produit par suite de l'échange, en vertu de la loi sur l'équilibre des températures, la fusion de la glace absorbera 79 calories au liquide employé, c'est-à-dire que 1 kilogr. de glace abaissera d'un degré 79 kilogr. d'eau, ou de 10° 7 kil. 900 gr. Or, le prix de revient de 1 kilogr. de glace est très-peu considérable, qu'on la reçoive par navire des grands glaciers de la Norwége ou qu'on la produise artificiellement, au moyen des machines que nous avons décrites.

La glace sera donc appliquée utilement à l'hygiène, et d'autant plus utilement qu'il s'agira de pays plus chauds, où les dyspepsies atoniques seront plus fréquentes. Même dans notre climat, elle sera employée à propos partout où il est impossible de se procurer de l'eau fraîche d'un bon puits ou d'une fontaine voisine pendant l'été.

Dans les grandes villes, celles surtout où l'eau potable est amenée de loin et chauffée pendant son parcours, ce besoin d'eau fraîche aux repas se fait vivement sentir, et pourra être satisfait au moyen de la glace importée ou créée artificiellement. Il en sera de même à bord des navires qui voyagent entre les tropiques; un appareil à fabriquer de la glace devrait toujours, s'il ne le fait déjà, faire partie du matériel du bord. Il existe toutefois, à bord de quelques navires, des glacières qui sont remplies au lieu d'embarquement, et ces glacières rendent de grands services; mais il peut arriver que la glace vienne à manquer: il faudrait que, dans tout navire, il y eût l'un et l'autre.

Dans les campagnes, et loin des grands centres, le besoin de la glace ne se fait pas sentir ainsi impérieusement au point de vue de l'hygiène (à moins toutefois que l'eau fraîche et potable ne manque); mais, au point de vue pathologique, il est bien regrettable qu'elles en soient aussi complétement privées. Ceux qui ont exercé dans les campagnes savent combien il est difficile de pouvoir s'en procurer pendant l'été, car on n'en trouve pas chez les pharmaciens du voisinage, et il faut un temps très-long et une dépense assez considérable pour en faire venir quelques morceaux de la ville la moins éloignée. Il y a là certainement une lacune à combler, et tout pharmacien (surtout ceux des campagnes) devrait être tenu de fournir de la glace comme il est tenu de fournir les autres médicaments. Une machine Carré ou Toselli suffirait amplement, dans chaque officine, pour satisfaire à tous les besoins des populations.

Une chose très-importante, et à laquelle on ne saurait trop prêter son attention, c'est de s'assurer, s'il est possible, de la pureté de la glace et de rejeter impitoyablement celle qui s'est formée dans une eau impure, comme dans des fossés malpropres ou des étangs marécageux, parce qu'elle peut causer des accidents sérieux de maladie. En voici quelques exemples: Nichols (*Annual of Massachusett*, 1876) a constaté que de nombreux troubles gastro-intestinaux furent observés dans le Massachusett, à la suite de l'absorption d'une certaine quantité de glace recueillie dans des marécages. A cette occasion, Nichols s'élève bien haut contre ce principe populaire, qui tend à faire croire à la pureté et à l'innocuité de la glace, quelle que soit sa provenance. A Louisville et dans le Connecticut, des épidémies de fièvres intermittentes furent attribuées à l'usage de la glace recueillie dans les canaux des marécages et les fossés souillés par les eaux d'égout. L'organisme recevait par cette voie des germes infectieux qui avaient été retenus entre les couches de glace, et que la température de 0° avait été impuissante à détruire.

Il s'agit donc là d'une question très-sérieuse, et qui s'impose tout d'abord quand il s'agit de la glace employée à l'intérieur. Il faut s'enquérir de sa provenance, et, si l'on a des raisons de douter de sa pureté, il vaut mieux ne point en faire usage ou s'en procurer d'autre. La glace qui vient de Norwége est généralement très-pure; on peut être plus sûr encore de sa pureté, si elle a été fabriquée artificiellement et avec de l'eau bien connue déjà comme étant de bonne qualité. C'est donc un devoir qui s'impose tout d'abord, comme je le disais tout à l'heure, en vertu de ce vieil adage qui domine toute la médecine : « *Primò non nocere.* »

En outre de la glace proprement dite et des boissons fraîches et glacées, on consomme journellement des produits préparés au moyen de la glace. L'industrie est venue ici en aide à l'hygiène, depuis qu'elle dispose d'appareils commodes et peu coûteux que nous connaissons, pour fabriquer de grandes quantités de glace à bon marché. Cette glace est employée dans la fabrication de la bière, pour la conservation de viandes et de poissons à l'état frais, pour la confection des conserves alimentaires. Ces produits de consommation se trouvent ainsi améliorés, ou du moins, leur conservation étant assurée pour un temps plus long, ils peuvent rendre de plus grands services et être employés dans des conditions où ils viennent en aide à l'hygiène et même à la thérapeutique, par exemple à bord des navires. Cette année même, on a soumis du vin à la congélation dans de vastes cylindres; il en est sorti meilleur et susceptible de se conserver presque indéfiniment : il a suffi, avant de le remettre en fûts ou en bouteilles, de laisser dans les cylindres quelques-uns des plus gros glaçons, pour augmenter sa richesse alcoolique, son goût et son parfum.

TROISIÈME PARTIE

APPLICATIONS A LA THÉRAPEUTIQUE

CONSIDÉRATIONS GÉNÉRALES

Les effets thérapeutiques de la glace se déduisent régulièrement de son action physiologique ; par conséquent ces effets sont bien différents, suivant qu'elle agit par action ou par réaction. Les premiers sont antithermiques, antiphlogistiques, hyposthénisants, antispasmodiques, astringents, hémostatiques et anesthésiques. Les seconds, qui ne se produisent jamais qu'après l'enlèvement de la glace, sont thermiques, phlogistiques, excitants, dans les applications légères; ils pourraient amener dans les applications fortes ou trop prolongées la désorganisation des tissus. D'autres effets thérapeutiques sont aussi quelquefois recherchés par l'application de la glace sur un point éloigné, au moyen des actions réflexes.

Quand on veut obtenir un effet antiphlogistique et calmant, il faut que l'usage de la glace à l'intérieur ou son application à l'extérieur ne soit ni trop court, ni trop énergique; autrement, loin d'atteindre l'effet qu'on se propose, ce serait un effet inverse qui pourrait se produire. Une action douce et continue est nécessaire, et, ce qu'il faut surtout éviter, ce sont des intermittences brusques, qui donneraient lieu à une réaction dangereuse.

On se sert généralement de vessies de porc desséchées et qu'on fait ramollir dans l'eau au moment même, ou bien de sacs en caoutchouc. Pour commencer, on y met de l'eau avec la glace, en ayant soin de ne pas les remplir complétement, afin qu'ils puissent se mouler sur les parties. Suivant les cas, il ne faudra mettre avec l'eau que deux ou trois morceaux de glace, ou bien rien que de la glace finement pilée, ou enfin ajouter à cette glace pilée du chlorure de sodium ou de l'azotate de potasse dans la proportion voulue pour obtenir des températures inférieures à zéro.

On doit toujours proportionner le refroidissement à obtenir à l'intensité des phénomènes inflammatoires; plus il y a de chaleur, et plus il est nécessaire d'employer d'une manière continue des moyens énergiques de refroidissement. Le malade, dans ce cas, n'éprouve pas même la sensation du froid, tant est grande la quantité de chaleur produite par les tissus enflammés, et, tant que cette sensation n'est pas perçue, il n'y a aucun accident à redouter.

Beaudens a démontré que les tissus déjà enflammés pouvaient supporter un froid bien plus intense que ceux qui ne l'étaient pas, et que, dans ce cas, en raison de la plus grande chaleur développée, il fallait employer une plus grande quantité de glace, et pendant un temps bien plus long, pour produire les mêmes effets. C'est surtout en diminuant l'afflux du sang par la contraction des capillaires de la région, et ensuite en empêchant la prolifération et la migration des leucocytes, que la glace agit comme antiphlogistique.

En même temps qu'elle agit comme antiphlogistique, la glace exerce aussi une action antithermique et hyposthénisante, non-seulement sur le point où elle est appliquée, mais sur l'économie tout entière. Elle abaisse la température générale du corps et augmente la tonicité des capillaires généraux et du système artériel; par contre, elle abaisse le chiffre des battements du cœur, et toujours en rapport inverse de la tension artérielle et à peu près de la même manière que la digitale. Cette action est utilement employée pour combattre dans les pyrexies la température excessive et la fréquence des pulsations cardiaques.

Pour obtenir l'effet antispasmodique et anesthésique, il faut se servir de glace ou même de mélanges réfrigérants comme celui d'Arnolt. Les tissus sont d'abord anémiés, puis engourdis, et cet engourdissement peut aller jusqu'à l'extinction de la sensibilité. Nous avons indiqué plus haut comment il faut employer le mélange d'Arnolt pour éviter toute espèce d'accident consécutif.

Quant aux seconds effets dont nous avons parlé, ils sont bien plutôt du ressort de l'hydrothérapie ; cependant, dans quelques cas où l'on a besoin d'une réaction énergique, la glace trouve son application, soit qu'il s'agisse de provoquer des contractions rapides et énergiques, comme dans l'inertie utérine, ou bien de rappeler la chaleur aux téguments, comme dans le choléra et dans la congestion partielle des extrémités devenues couleur de cire, ainsi qu'il arrive souvent dans les pays froids.

Donnée à l'intérieur, la glace produit des effets sédatifs et calmants remarquables. Les vomissements, en général, sont surtout très-bien calmés par ce moyen, et il n'en est aucun autre qui lui soit comparable. Elle est aussi très-utile dans les hémorrhagies internes, où elle agit comme tempérante et astringente.

Mais, quoi qu'il en soit de ces effets, faciles à distinguer les uns des autres, il est certain que, dans la pratique, la plupart se confondent, et que c'est une action complexe qui en résulte. Aussi, dans l'étude que nous allons faire, nous établirons les grandes divisions en rapport avec la nature des maladies ou des lésions, ainsi que ces divisions existent dans les traités de pathologie interne et externe; d'où deux grandes divisions : 1° Thérapeutique médicale; 2° Thérapeutique chirurgicale.

I. — THÉRAPEUTIQUE MÉDICALE

Nous ferons trois grandes divisions :

1° Applications de la glace aux congestions, aux inflammations et aux accidents hémorrhagiques; 2° applications de la glace aux névroses et aux névralgies ; 3° applications de la glace aux fièvres et aux maladies spécifiques.

1° APPLICATIONS DE LA GLACE AUX CONGESTIONS, AUX INFLAMMATIONS ET AUX ACCIDENTS HÉMORRHAGIQUES.

A. — *Du système nerveux et de ses enveloppes.* — C'est bien contre les maladies congestives et inflammatoires du cerveau et de ses enveloppes que la glace et la médication réfrigérante sont le plus universellement employées ; et elles comptent de nombreux succès. On emploie de préférence des vessies de cochon, desséchées et conservées pour cet usage ; puis, après les avoir fait ramollir dans l'eau, on les remplit au tiers environ avec de la glace pilée et un peu d'eau ; après quoi, l'ouverture faite à la vessie étant refermée au moyen d'une ficelle, on attache l'extrémité de celle-ci à un point d'appui quelconque, situé au-dessus de la tête du malade : de cette manière, la vessie est assez molle pour se mouler sur le crâne sans peser sur lui.

Il faut avoir plusieurs vessies, pour les renouveler au besoin, car il est très-important de ne pas être obligé d'interrompre le traitement commencé.

On a inventé d'autres appareils ; tels sont : la cuvette sans fond en fer-blanc de Shardel, la coiffe en toile imperméable de Blatin, le bonnet en caoutchouc de Gariel, formant un double sac circonscrivant une cavité où l'on peut faire circuler de l'eau glacée ; mais tous ces appareils, assez coûteux et difficiles à se procurer, ne peuvent lutter dans la pratique contre la vessie de porc, surtout si l'on a le soin d'en changer assez souvent pour éviter la mauvaise odeur.

La glace a pour effet de réveiller l'action tonique des capillaires cérébraux; à la moindre poussée congestive, il faut avoir recours à elle. Bien plus, on peut même aller au-devant de cette congestion et la prévenir. Ainsi, dans le bain chaud et dans le bain d'air chaud, quand la tête émerge au-dessus des couvertures, c'est un moyen excellent et universellement employé. De même pour les personnes qui ont besoin de sortir par un soleil ardent, dans les pays chauds, il est bon de se couvrir la tête d'un linge imbibé d'eau fraîche, recouvert ensuite d'un chapeau léger ou, mieux, d'un casque de liége. Quelquefois, quand la température est trop élevée, il se produit des congestions, surtout si l'absence de vent et la saturation hygrométrique de l'atmosphère s'opposent au refroidissement léger qu'amènerait la transpiration : ce sont alors de véritables coups de chaleur. M. le docteur Chastang, médecin de la marine, en a rapporté dans sa thèse (Paris, 1886) plusieurs observations remarquables, observées par lui sur le *Samrock*, en rade d'Obock : « Heureusement que nous avions une glacière à bord, dit-il ; car c'est avec la glace que nous avons pu sauver la plupart de nos malades. »

Deux de ses observations sont surtout remarquables ; les voici en quelques lignes :

« Bourlier, âgé de vingt-quatre ans, maréchal des logis, se présente à nous avec une céphalalgie intense, des vertiges, des éblouissements ; il a la face congestionnée, la peau chaude à 40°, le pouls à 112 pulsations. Le malade s'endort malgré lui pendant qu'on le déshabille. Nous lui faisons des applications de glace en permanence sur la tête, des frictions glacées sur la poitrine, et nous lui donnons de la glace à l'intérieur. On l'évente fortement. Au bout de quelques heures, il existe une amélioration notable. La température est à 38° ; la connaissance est revenue ; puis, tout à coup, reprise des accidents et mort dans l'espace d'un quart d'heure.

» Ce même jour, dit M. Chastang, tout le monde à bord fut dans un état d'anxiété extrême : prostration, céphalalgie, défaillances, somnolence, vertige, dyspnée et nausées. La température variait entre

38° et 40°. Cependant personne ne mourut, grâce à l'usage de la glace largement employée. Toutefois, il y eut quelques cas graves les jours suivants, en outre celui du médecin-major, qui tomba sans connaissance sur la dunette du navire. Heureusement que ce jour-là le *Samrock* quittait la rade d'Obock pour gagner la pleine mer, et qu'une petite brise d'est-nord-est ne tarda pas à se faire sentir. Le commandant autorisa l'ouverture de la glacière, dont la température intérieure marquait 22° (il n'y avait plus que très-peu de glace), et d'y transporter le médecin-major. Un bain de pied très-chaud aida beaucoup à la guérison. »

On voit par ces derniers exemples de quelle utilité est la glace sur les navires qui vont dans les mers tropicales ; combien, cependant, qui en sont dépourvus!

La glace en application permanente sur la région cervico-dorsale sert aussi à combattre un état du cerveau entièrement opposé: l'anémie cérébrale. Il n'y a rien de changé que le point d'application, l'action restant la même. En décongestionnant la moelle, elle fait refluer au cerveau le sang qui lui manque. Chapman affirme avoir retiré de très-bons effets de ce traitement. (Il est bien entendu qu'il ne s'agit ici que de l'anémie cérébrale due à un état congestif de la moelle, et non pas de celle résultant de pertes sanguines excessives.)

Dans l'inflammation du cerveau, encéphalite, on seconde, dit Jaccoud, l'effet des émissions sanguines par des applications de glace ou par l'irrigation continue d'eau froide sur la tête. Souvent l'encéphalite survient comme accident consécutif à l'hémorrhagie cérébrale; la glace est alors doublement indiquée : elle décongestionne le cerveau et elle calme le délire et la céphalalgie.

Mais c'est surtout dans l'inflammation des méninges (méningite) que l'emploi de la glace est passé dans la pratique générale. Tous les auteurs sont d'accord sur ce point ; mais aucun n'a mieux signalé qu'Andral le double écueil dont il convient de se garer soigneusement : la réaction excessive et le collapsus mortel. Il ne faut donc pas laisser le soin de surveiller le traitement à des personnes inexpérimentées. Si l'application est trop courte, la réaction peut devenir dangereuse ; si elle est trop longue, notamment dans la méningite tuberculeuse, où l'on a presque toujours affaire à des sujets faibles, il peut survenir une syncope. Dans ce cas, il faut enlever la glace quand le pouls faiblit, que la face pâlit, que la température générale baisse, et attendre, pour en continuer l'usage, un léger commencement de réaction. « Il y a des malades, dit Andral, qui reçoivent de la glace une impression désagréable, non pas momentanée, mais persistante, et alors il faut en interrompre l'usage. A d'autres, au contraire, l'application de la glace cause un bien extrême, et souvent provoque le retour de l'intelligence. La cessation du délire suit immédiatement cette application, que ces malades demandent avec insistance. » Il est bien certain que, si quelques méningites ont pu ainsi se localiser et guérir, c'est à la glace qu'on le doit.

Dans les congestions et inflammations de la moelle, on comprend facilement que le même traitement produira les mêmes effets. M. Falconés raconte qu'un enfant de onze ans, à la suite d'une chute sur le cou, eut une inflammation très-vive de la moelle qui provoqua des accidents tétaniques, et qu'il réussit à la guérir par des applications permanentes de glace sur le rachis, au niveau des cinquième et sixième vertèbres cervicales (*Revue thérapeutique*, 1884, p. 565).

Dans le cas d'hématorachis, dit Jaccoud, il faut atténuer les phénomènes douloureux par des émissions sanguines locales, et chercher à prévenir une autre hémorrhagie par les applications permanentes de glace sur la colonne vertébrale. De même, quand il y a névrite, dit le même auteur, il faut, après les émissions sanguines, employer les frictions mercurielles et les applications de glace sur le trajet du nerf, dans le double but de favoriser la résolution du travail inflammatoire et de calmer les douleurs.

B. — *Des organes de la respiration.* — Je ne dirai qu'un mot en passant de l'épistaxis, pour arriver plus vite à des organes plus importants et à des maladies plus graves. Il est bon de savoir cependant que la glace appliquée sur le front et entre les yeux est un excellent moyen; cependant on l'appliquait autrefois sur le scrotum, d'après Valleix. Ce serait, dans ce dernier cas, par action reflexe qu'elle agirait, de même qu'agit une grosse clef très-froide mise brusquement dans le dos, moyen populaire qui tend à disparaître, fait observer Gubler, depuis qu'on fait les clefs de plus en plus petites.

Dans la laryngite simple ou couenneuse (croup), la glace a été aussi préconisée. Le docteur Grandboulogne a démontré qu'en guérissant l'angine couenneuse par l'usage de la glace, on arrivait du même coup à prévenir le croup. Nous reparlerons de ces faits à l'occasion de l'angine couenneuse. En Allemagne, il est certain que les applications de glace sur le cou sont d'un usage habituel dans le traitement du croup. Je n'ai jamais vu employer ce traitement en France; c'est pourquoi je n'insisterai pas davantage sur ce sujet. Il en est de même pour la pneumonie et la pleurésie. En Allemagne, Niemeyer affirme que les applications froides continues, sous forme de vessies de glace appliquées sur la poitrine, lui ont donné, dans le traitement de ces deux maladies, des résultats excellents.

Mais la glace est bien plus souvent employée en France toutes les fois qu'il y a une hémorrhagie pulmonaire (hémoptysie), qu'elle soit essentielle ou dépendante d'un état tuberculeux du poumon. Il faut alors que le malade reste couché dans le décubitus dorsal, la poitrine élevée, et dans l'immobilité la plus complète; qu'il ne parle pas; que l'air de la chambre soit rafraîchi et renouvelé; que le lit soit suffisamment dur : oreiller de crin, matelas, et non pas lit de plume. On doit mettre à chaque instant de petits morceaux de glace dans la bouche du malade; couvrir la poitrine de vessie de glace, et entretenir la chaleur des extrémités. Dans les cas légers, des boissons glacées (limonade à l'eau de Rabel ou au perchlorure de fer) pourraient suffire. Chez les malades vigoureux, une petite saignée de deux à trois cents grammes produit les plus heureux effets.

C. — *Des organes de la circulation.* — Gendrin, dans ses leçons sur les maladies du cœur, insiste beaucoup sur l'emploi des réfrigérations locales dans la forme aiguë de la péricardite. « L'effet direct des vessies de glace sur la région précordiale est de diminuer les douleurs, de calmer les battements tumultueux du cœur et l'anxiété extrême du malade. Le plus souvent, l'effet topique réfrigérant a même pour résultat de déprimer en peu de temps la violence de l'état fébrile et d'abaisser la fréquence du pouls en dessous de son rythme normal; mais il faut une active surveillance. Chez quelques malades l'action du remède se fait sentir au bout d'une heure; chez d'autres, il faut continuer pendant trois ou quatre heures. Il y aurait danger, d'un côté, à persister trop longtemps après l'effet obtenu ; de l'autre, à cesser avant d'avoir obtenu l'effet cherché. » En Allemagne, ce traitement est journellement employé. Friederich affirme avoir obtenu des succès tout à fait remarquables. La plupart des péricardites saignées à temps se terminent par résolution. Il est bien entendu qu'il ne s'agit pas ici de péricardites arrivées à la période d'épanchement: alors ce sont des vésicatoires qui sont indiqués surtout; mais au début, il ne faudrait pas non plus négliger les émissions sanguines, tant locales que générales, et proportionnées à la force du sujet. En France, ce traitement a été préconisé aussi par Lacorbière, tant à l'extérieur qu'à l'intérieur. Dans l'endocardite et l'aortite, le même traitement devrait être employé.

D. — *Organes de la digestion.* — Dans la glossite aiguë, sous l'action continue de la glace, la langue diminue de volume en même temps que la douleur est calmée et que l'alimentation redevient possible. Il faut employer ce traitement concurremment avec la saignée des ranines. Dans la stomatite, l'amygdalite, la pharyngite, la glace produit aussi les plus heureux effets ; mais c'est surtout dans l'angine couenneuse, maladie très-grave de sa nature, que l'on obtient par son emploi de remarquables succès.

Mon père m'a communiqué une observation très-remarquable d'angine couenneuse traitée par la glace, et dernièrement j'ai vu avec lui un autre cas non moins intéressant. Voici ces deux observations :

Observation première

La nommée Félicie, âgée de seize ans, d'une bonne constitution, est atteinte en mars 1869, dans le service de mon père, à l'hôpital de St-Jean-d'Angély, d'une angine couenneuse grave. En cinq ou six jours, cette angine fait des progrès considérables, malgré le traitement le plus énergique, traitement qui réussit quelquefois : gargarismes au perchlorure de fer, cautérisations au nitrate d'argent, chlorate de potasse en potion, enlèvement des couennes à mesure qu'elles se détachent. Un vomitif en fait rendre de très-grosses, mais elles se reproduisent avec rapidité. Le cou est gonflé, la voix éteinte, la respiration gênée par la présence des couennes dans le nez et dans la gorge ; bientôt la déglutition devient impossible, tant elle est douloureuse. Félicie ne peut presque plus ouvrir la bouche, et c'est avec peine qu'on aperçoit des couennes épaisses, noirâtres, exhalant une odeur fétide et tapissant tout le fond de la gorge.

Jusque-là, on avait nourri la malade le plus possible : viande et suc de viande, café, vin vieux, potion au quinquina ; mais on est obligé d'y renoncer, ainsi qu'à tout le reste du traitement. Félicie paraît être dans un état désespéré : peau froide, absence de sommeil, crampes d'estomac. C'est alors que mon père fait donner la glace par petits morceaux à mettre continuellement dans la bouche. Sous l'influence de la glace, la déglutition devient moins douloureuse, et quelque peu de bouillon au suc de viande et de vin de quinquina peuvent être avalés, quoique très-difficilement. Potion de Tood.

Au bout de huit jours de ce traitement, la fétidité de la bouche a diminué, les couennes sont rendues dans les efforts de toux ; Félicie commence à reprendre des forces.

Au bout de quinze jours, pendant lesquels mon père fait diminuer peu à peu la glace et augmenter la nourriture et les toniques, la bouche s'ouvre facilement, la gorge est nettoyée, le cou est revenu à sa grosseur naturelle. On peut constater que l'amygdale gauche a disparu, laissant un grand vide entre les piliers du voile, qui est toujours paralysé. Cependant les boissons sortent moins par le nez, la malade s'engoue moins souvent ; mais la voix est toujours éteinte et la faiblesse encore très-grande.

Le trentième jour, on essaye de la lever, mais elle ne peut se soutenir. Continuation du même traitement, tout en cessant la glace. Il y a toujours crampes d'estomac, gêne de la respiration, quelquefois des vomissements.

Le quarantième jour, elle commence à manger de la viande rôtie et grillée et à boire son demi-litre de vin par jour ; mais elle ne peut se lever encore. A mesure qu'elle va mieux d'un côté, la paralysie due à l'intoxication diphthéritique fait des progrès sensibles dans les membres inférieurs et supérieurs. Tous les matins, frictions sur le corps avec un drap mouillé très-rude, jusqu'à réaction ; ferrugineux à l'intérieur, électrisations répétées, arséniate de strychnine ; enfin la malade est conduite sous la douche, et bientôt elle peut s'y tenir seule. A partir de ce moment, l'état général se relève, la paralysie diparaît peu à peu, la voix revient, et cette jeune fille est renvoyée guérie après trois mois de convalescence.

On voit donc que, dans cette observation, la glace a agi d'abord en calmant la douleur, ce qui a permis l'alimentation, et ensuite en empêchant la reproduction des couennes.

Observation II

M. M. de R., âgé de vingt ans, fait demander mon père en janvier 1887 pour une angine dont il souffrait depuis huit jours. Il y a impossiblilité presque absolue d'avaler, voix éteinte, difficulté pour respirer à cause des couennes nombreuses qui couvraient toutes les parties de la gorge visibles à l'œil, odeur infecte et caractéristique.

Ce jeune homme, averti de la gravité de son état, se trouve mal et se laisse tomber frappé de syncope. Une fois revenu à lui, il est cautérisé par une solution concentrée de nitrate d'argent (4 gr. pour 12 gr.), et, aussitôt après, il prend un vomitif. Le soir, la douleur est tellement intense, que mon père ordonne de la glace à garder par petits morceaux continuellement dans la bouche ; il prend, en outre, un gargarisme avec perchlorure de fer dilué (1 gr. pour 200 gr. d'eau glacée), du bouillon et du vin de Champagne glacé.

Le lendemain, la douleur moindre permet de cautériser la gorge. Second vomitif ; le soir, nouvelle cautérisation.

Dès le troisième jour, il y a une amélioration notable : le malade se nourrit, ce qui est le point important ; la gorge se nettoie, et, au bout de huit jours, ce jeune homme était guéri de cette angine si grave et si négligée au début. Sans le secours de la glace, les cautérisations et l'alimentation n'auraient pas été possibles.

Du reste, il y a longtemps déjà que ce traitement a été préconisé, et on ne peut s'étonner que d'une chose, c'est qu'il ne soit pas plus généralement accepté et suivi.

M. Grandboulogne, dans un remarquable article publié dans la *Revue thérapeutique médico-chirurgicale* (année 1860, page 91), s'exprime ainsi :

« L'angine couenneuse, traitée par de petits morceaux de glace tenus constamment dans la bouche, doit être classée parmi les maladies les plus bénignes. » A l'appui de cette assertion, il cite plusieurs cas de guérison rapide : celui d'une jeune femme et de sa sœur, chez qui la mort semblait imminente, et qui furent sauvées au bout de trois jours ; celui d'un enfant de six ans, qui, en outre de l'angine couenneuse, était menacé du croup. Sous l'influence du traitement, le gonflement des glandes sous-maxillaires, la toux croupale, la douleur et la fièvre, disparurent en quarante-huit heures. M. Grandboulogne ajoute que l'idée d'employer la glace lui avait été suggérée par Hufeland, qui la recommande formellement dans les angines gangréneuses.

Dans le même ouvrage (année 1863, pages 10 et 35), M. le docteur Baudou affirme avoir guéri par le même moyen de nombreuses angines fort graves. Il l'applique même à toutes les angines, simples, scarlatineuses, couenneuses, et chez toutes il produit un excellent effet. Il cite six observations d'angines scarlatineuses ou couenneuses qui ont été, pour ainsi dire, jugulées par l'action de la glace. Il n'y a pas de moyen comparable à celui-là, dit-il, pour guérir rapidement l'angine couenneuse ; dans l'angine scarlatineuse, la crainte de voir l'éruption s'arrêter par l'usage de la glace est une crainte absolument chimérique. La glace est un remède simple, toujours aussi agréable qu'efficace.

Enfin, toujours dans le même ouvrage (année 1885, page 565), le docteur Bleynie, réclamant contre l'indifférence avec laquelle a été accueilli le traitement préconisé par le docteur Grandboulogne, assure avoir traité neuf malades atteints d'angines couenneuses graves dont il donne les observations, dont huit avec le succès le plus rapide et le plus complet, et n'avoir perdu que le neuvième malade, parce que l'agonie était commencée quand il avait été appelé à lui donner ses soins; même dans les observations IV, V et VI, il n'avait été fait usage d'aucun autre espèce de traitement.

Toutes ces observations de MM. Grandboulogne, Baudou, Bleynie, sont bien propres à engager les praticiens à ne pas hésiter à se servir dans les angines graves d'un moyen aussi héroïque, et qui est d'une application facile et d'une innocuité absolue.

Dans l'œsophagite, dit Jaccoud, si les douleurs sont vives, on conseillera les boissons glacées, ou bien le malade tiendra continuellement dans sa bouche de petits morceaux de glace, qu'il aura bien soin de ne pas avaler à l'état solide. Si des hémorrhagies survenaient, il faudrait insister plus que jamais sur ce traitement.

Dans la gastrite, l'usage de la glace remonte à une haute antiquité. Les femmes romaines, dit Sénèque, mangent de la glace pour apaiser les ardeurs de leur estomac. Broussais, Récamier, Lacorbière, l'ont préconisée. Ce dernier a eu même l'occasion d'expérimenter sur lui-même l'efficacité merveilleuse de la glace dans le traitement de la gastrite. On ne doit permettre dans cette maladie, dit Jaccoud, qu'un peu de bouillon froid ou de lait coupé avec quelques cuillerées d'eau de Vichy, et, si ces substances sont elles-mêmes vomies, il faut mettre le malade à la diète absolue et à l'administration exclusive de la glace pendant quelques jours. Dans l'ulcère simple de l'estomac, dans le cancer, ce traitement est appelé à rendre de très-grands services, surtout dans l'ulcère simple, qui est susceptible de guérison.

Pour combattre les accidents hémorrhagiques qui surviennent quelquefois dans le cours de ces maladies (hématèmèses), il n'y a rien de mieux que l'application de vessies glacées à l'épigastre, en même temps que la glace est donnée par très-petits morceaux dans la bouche en aussi grande quantité que possible. C'est une action pour ainsi dire locale, tant à l'extérieur qu'à l'intérieur, et cette action est très-énergique.

Dans l'entérite, Lacorbière cite l'observation de Brandis, « qui, dit-il, après une longue et grave affection intestinale, lui occasionnant souvent, la nuit, des coliques et des ténesmes tellement violents qu'ils provoquaient parfois la syncope, avait pris l'habitude de combattre ces accidents par de l'eau glacée à l'intérieur, et ce simple moyen les faisait aussitôt disparaître.

Dans l'entérorrhagie, la glace est appelée aussi à rendre de très-grands services, tant par la bouche que par le rectum, et en application locale sur l'abdomen.

Dans la diarrhée des jeunes enfants, s'il survient du collapsus, ce qui est fréquent, le docteur Saint-Simon, de Birmingham (*British medical Journal*, 30 octobre 1886), préconise l'usage des lavements glacés; ils amènent, dit-il, un sommeil calme et une amélioration générale. L'effet secondaire produit sur la diarrhée est aussi très-favorable; généralement, un ou deux lavements suffisent. L'auteur est convaincu d'avoir, grâce à ce moyen, sauvé la vie de beaucoup d'enfants qui se trouvaient dans un état de collapsus profond. Il est probable que le froid exerce une action astringente sur les vaisseaux congestionnés de l'intestin, et qui a pour effet, en chassant le sang, de ramener la chaleur à l'extérieur du corps, puis de diminuer la sécrétion intestinale.

On se trouve également bien de lavements froids dans la dysenterie.

Dans la péritonite, dit Jaccoud, toutes les fois que le malade peut les supporter, il faut recourir aux applications de glace. Une large vessie de gutta-percha pleine de glace pilée est appliquée sur une serviette pliée en deux ou trois doubles et imbibée d'eau fraîche. Si la pression est trop douloureuse, il faut commencer par de simples compresses trempées dans de l'eau glacée, recouvertes d'un taffetas gommé et renouvelées toutes les dix minutes. En même temps, de petits morceaux de glace sont constamment tenus dans la bouche pour combattre les nausées, les vomissements et calmer la soif.

Cette médication est vraiment puissante, à condition qu'elle soit maintenue sans interruption le temps nécessaire à la guérison. Non-seulement la douleur sera ainsi atténuée, mais les vomissements seront arrêtés, et le froid, par son action tonique sur les fibres musculaires de l'intestin à demi paralysées, réprimera la distension gazeuse excessive qui pourrait devenir une cause de mort, en refoulant le diaphragme en haut et en empêchant la respiration.

Toutes les péritonites, qu'elles soient générales ou locales, essentielles ou provoquées par un accident, même les péritonites puerpérales, sont passibles de ce genre de traitement.

Le docteur Verrier (*Bulletin de thérapeutique*, 1886, page 653) cite un exemple remarquable de guérison rapide obtenue par ce moyen. « Quarante-huit heures après l'accouchement, le pouls de la malade était à 120; il y avait suppression du lait et des lochies; le ventre était ballonné avec des bosselures remontant jusqu'à l'épigastre. Pendant trois jours, une large vessie de glace put être maintenue sur l'abdomen. Le quinzième jour, la guérison était complète. » Ces cas ne sont pas rares; toutefois les injections détersives et antiseptiques faites dans l'utérus, au début de la métro-péritonite puerpérale, tendent à diminuer beaucoup le nombre des péritonites généralisées.

Dans le phlegmon péri-utérin, qui n'est qu'une péritonite partielle et enkystée, de même que dans l'hématocèle péri-utérine, on se trouve généralement très-bien des applications de glace à l'extérieur pour combattre la douleur, et de la glace en petits morceaux dans la bouche pour combattre les nausées, calmer la soif et prévenir les vomissements.

E. — *Organes de la sécrétion.* — Dans la néphrite aiguë, le même traitement que le précédent mérite d'être employé : glace à l'intérieur pour calmer les vomissements, glace à l'extérieur contre l'inflammation et la douleur. Quand il y a hématurie, l'emploi de la glace, en outre des émissions sanguines locales, est formellement indiqué et très-efficace. Dans l'hépatite aiguë, dans la congestion aiguë du foie, l'emploi de la glace, tant à l'intérieur qu'à l'extérieur, est également indiqué ; de même dans la splénite et, en général, dans tout organe de sécrétion qui serait congestionné ou enflammé.

2° APPLICATION DE LA GLACE AUX NÉVROSES EN AUX NÉVRALGIES

Le froid, dit M. Labadie-Lagrave, est un des plus puissants moyens que nous possédions pour modifier la circulation des centres nerveux ; c'est à cette propriété qu'il faut attribuer sans doute les bons résultats obtenus par le docteur Chapman dans le traitement des névroses par l'application de glace contenue dans des sacs en caoutchouc, en forme de boudins, le long de la colonne vertébrale.

M. Brown-Sequard a employé ce moyen avec succès dans les névroses. Le docteur Hart s'en est bien trouvé dans un cas d'épilepsie compliquée d'atrophie progressive du nerf optique. On n'a souvent rien de mieux pour combattre certaines crises viscérales très-douloureuses, telles que crises gastralgiques, cystalgies, entéralgies, compliquant les affections organiques des centres nerveux, telles que l'ataxie locomotrice et la paralysie générale, surtout si le malade est par trop habitué aux injections sous-cutanées de morphine, lesquelles ne sont pas toujours sans danger et finissent par conduire à un état fort grave, qu'on a appelé *morphomianisme*.

Le docteur Magnan a publié l'observation d'un malade ataxique, en proie à de violentes douleurs fulgurantes, qui avaient résisté aux courants continus pour céder devant l'application permanente de la glace sur la colonne vertébrale. Dans l'hystérie, on a conseillé la glace en application sur le point très-douloureux de la tête qu'on appelle le *clou hystérique*. M. Briquet considère les applications d'eau glacée dans l'hystérie comme un moyen très-puissant pour combattre le délire, l'insomnie, l'agitation excessive et l'éréthisme nerveux général ; toutefois, c'est l'hydrothérapie largement appliquée qui donne dans ce cas les plus beaux succès. Dans les vomissements incoercibles de la grossesse, on voit quelquefois échouer tous les moyens, et ces mêmes vomissements céder à l'usage continu de la glace à l'intérieur. Cette névrose, qui peut entraîner la mort par inanition, est très-heureusement influencée par l'usage de la glace, qui, si elle n'arrête pas toujours les vomissements, en diminue du moins la fréquence et permet à la femme de prolonger son existence jusqu'au moment où, arrivée vers le cinquième ou sixième mois de la grossesse, elle les voit cesser généralement d'eux-mêmes.

L'application locale de la glace dans les névralgies a donné pour quelques-unes de magnifiques résultats. Sans parler des douleurs névralgiques de la pneumonie et de la pleurésie, que les Allemands combattent par des applications de glace *loco dolenti*; sans parler des douleurs gastriques qui cèdent au même moyen, mais qui exigent surtout la glace à l'intérieur quand elles s'accompagnent de vomissements, il existe certaines névralgies circonscrites où les applications locales de glace ont produit d'admirables résultats. Par exemple, dans la névralgie testiculaire, M. le docteur Genaudet rapporte l'observation suivante dans la *Gazette médicale* de Lyon : « X. était tombé dans un état de tristesse et de marasme qui lui faisait fuir toute société. Ayant essayé de beaucoup de traitements (frictions à l'iodure de potassium, à la pommade de belladone, au chloroforme), il alla trouver M. Diday, qui lui prescrivit le traitement suivant : tenir pendant quarante-huit heures des vessies de glace au-dessus et au-dessous des testicules et les renouveler au besoin. Le troisième jour, on constate une grande amélioration : le malade put faire à pied un voyage sans souffrir, et la guérison s'est maintenue. »

Le docteur Walker (dans le *American Journal of med. Soc.*) a donné une observation de tic douloureux de la face guéri par le même moyen.

3° FIÈVRES ET MALADIES SPÉCIFIQUES

Dans la fièvre typhoïde, on emploie très-souvent la glace, tant à l'extérieur qu'à l'intérieur. A l'extérieur, pour calmer la céphalalgie, le délire, l'agitation excessive, on place des vessies de glace sur la tête. Sous leur influence, le calme revient et la température baisse en même temps que la face pâlit. Une fois l'effet obtenu, il faut bien se garder de vouloir persister quand même, car on pourrait dépasser le but. Il faut cesser graduellement et lentement, en diminuant chaque fois la quantité de glace à mettre avec l'eau de la vessie. C'est surtout au début et dans les formes ataxiques que ce traitement est indiqué.

A l'extérieur encore, dans les accidents hémorrhagiques intestinaux, la glace placée sur le ventre vient aider puissamment celle qu'on donne par la bouche, et c'est le meilleur moyen de venir à bout de l'hémorrhagie. Quand elle est arrêtée, et même dans les cas où elle persiste, on se trouve bien de faire prendre au malade un léger purgatif salin, quelque cuillerées d'eau de Sedlitz glacée, par exemple, pour entraîner au dehors le sang qui a séjourné dans l'intestin et qui commence à se décomposer en produisant une odeur infecte. Il est rare que ces moyens réunis ne réussissent pas.

Dans la fièvre typhoïde, on a tant parlé des bains froids, qu'il est impossible de ne pas dire ici un mot de ce traitement, qui a surtout pour but d'abaisser la fièvre et la température excessive du malade en amenant en même temps la sédation du système nerveux. Du reste, pour l'appliquer dans les pays chauds, loin des sources d'eau vive, et surtout à bord des navires naviguant sous les tropiques, il faut nécessairement de la glace pour refroidir l'eau du bain. Lors même qu'on ne voudrait pas les donner très-froids, encore faut-il qu'ils soient de dix à quinze degrés au moins inférieurs à la température du corps. En France, on emploie ces bains froids bien moins qu'en Allemagne ; on les réserve surtout pour les typhoïsants ataxiques, et on considère que le bain froid est avantageux, non-seulement par la quantité de chaleur soustraite au malade, mais aussi parce que par la voie des nerfs sensibles il modifie les troubles fonctionnels des centres cérébro-spinaux. Du reste, dans la plupart des maladies fébriles, quand la température s'élève au-dessus de ce qu'elle doit être habituellement dans la forme ordinaire, on doit chercher à abaisser cette température, soit au moyen des bains, soit avec les autres antithermiques. Beaucoup de médecins se contentent de faire des lotions fraîches dans la fièvre typhoïde, sans déranger le malade de son lit, et de lui faire aussi donner des lavements frais. Le résultat, d'après eux, serait le même qu'avec les bains froids et offrirait moins d'inconvénients.

Dans le typhus cérébro-spinal, on a aussi conseillé la glace sur la tête et sur le dos, de même que dans le rhumatisme cérébral hyperpyrétique avec délire, agitation excessive. M. le docteur Masson (thèse de Paris, 1877) en recommande l'emploi.

Dans la fièvre jaune, la glace est appelée à jouer un grand rôle. « Attendu, dit Jaccoud, que les hémorrhagies gastriques (*vomito negro*) sont très-fréquentes dans la fièvre jaune, il est sage de ne pas les attendre, de chercher à les prévenir et à les modérer par l'ingestion répétée de boissons glacées, ou mieux de fragments de glace dont on seconde les effets par des applications permanentes de vessies glacées sur la région épigastrique. Mais c'est aussi à distance que la glace est appelée à produire des effets considérables dans cette maladie, en permettant le refroidissement de l'air. Déjà, en 1832 (*Annales de médecine physiologique*), M. Labat avait publié un cas de guérison dû à l'emploi de l'atmosphère artificielle froide autour du malade.

M. Bouchardat assure que le moyen prophylactique le plus sûr de la fièvre jaune serait l'inspiration d'air frais. Combien il serait donc désirable que partout on pût trouver la glace à bas prix, tant à bord des navires séjournant dans les régions tropicales que dans ces pays eux-mêmes, où la fièvre jaune fait tant de victimes ! Le docteur Nœgeló, à Rio-Janeiro, en 1872-73, a réussi à sauver ses malades par le traitement à la glace, dans une proportion de 85 pour 100 ; ce qui est un résultat magnifique, car l'épidémie avait été très-meurtrière.

Dans les fièvres éruptives : rougeole, scarlatine, variole, suette miliaire, des lotions fraîches plutôt que des applications extérieures de glace seront ici pratiquées, toutes les fois que les malades ont de l'agitation, du délire, et que l'éruption se fait mal. Quelquefois même il faut se servir du drap mouillé, afin de produire la sédation d'abord et la réaction ensuite du côté des téguments. Toutefois, dans la scarlatine, nous avons vu déjà que si l'angine prend de trop fortes proportions, il faut recourir à la glace. Il en serait de même dans le cas de délire violent : il ne faudrait pas craindre d'employer la vessie de glace sur la tête pour décongestionner le cerveau. Dans la suette, Foucard donnait à ses malades de l'eau glacée par cuillerées toutes les cinq minutes, et Gintrac considère ce moyen comme excellent. On a aussi employé la glace sur la tête quand la congestion cérébrale paraissait imminente, et d'autres fois la glace sur l'épigastre pour faire cesser l'anxiété et le spasme.

Dans le choléra, parmi les moyens propres à ranimer la circulation capillaire de la peau et à agir sur l'excitabilité nerveuse, dit Griesenger (*Traité des maladies infectieuses*), les frictions avec des fragments de glace ou avec des serviettes imbibées d'eau glacée ou même d'un mélange réfrigérant (glace concassée et sel marin), suivies de frictions sèches et énergiques, puis d'un enveloppement dans une couverture chaude, en même temps qu'on donne des boissons chaudes et excitantes à l'intérieur, constituent le meilleur moyen connu.

Il faut cependant, dit Bouley, pour obtenir un résultat, que la réaction soit encore possible, qu'il y ait oppression plutôt que prostration des forces ; car, dans la forme foudroyante, cyanique, du choléra, rien ne peut réussir.

Toutefois, même dans des cas ou l'algidité est assez prononcée, on a pu obtenir de brillants succès par ce moyen, et M. Labadie-Lagrave rapporte cette observation de Bouley : « Une jeune fille de dix-neuf ans, d'un tempérament nerveux, est atteinte depuis plusieurs jours d'un choléra subalgide ; la température du corps est entre 35° et 36°, l'éréthisme gastrique est intense ; il y a des vomissements continuels de matière séreuse, une intolérance absolue pour les boissons, même froides. On fait à cette jeune fille une affusion d'eau glacée pendant deux minutes et demie ; puis on l'enveloppe dans des couvertures chaudes, et la température, le soir du même jour, remonte à 37°. Dès le lendemain, la malade entrait en convalescence.

M. Labadie-Lagrave ajoute : « Ici, l'effet immédiat, c'est-à-dire la réfrigération rapide de la peau, a été suivi bientôt de la réaction puissante et salutaire qui s'est traduite par la sédation de l'éréthisme nerveux et par l'activité circulatoire auparavant languissante. »

Ainsi, dans le choléra, la glace pourrait être avantageusement remplacée par l'hydrothérapie, comme dans le cas précédent, puisque c'est surtout la réaction qui est visée ; il en sera de même pour la chlorose, maladie souvent longue et tenace, et où l'hydrothérapie vient si avantageusement en aide aux préparations ferrugineuses. De même, dans le diabète, on voit souvent les forces et l'appétit se relever sous l'influence du traitement hydrothérapique.

A propos du choléra, Jaccoud dit que la glace est très-utile contre les vomissements, sous forme de petits fragments dans la bouche, ou bien l'eau de Seltz glacée, par cuillerées de cinq en cinq minutes.

Jaccoud parle aussi de l'emploi de la glace contre le purpura : « Il est bon, dit-il, de faire prendre en même temps du vin, de l'eau-de-vie et de la glace dans cette maladie, en proportion des accidents et de l'état de faiblesse du malade. »

Dans le rhumatisme chronique, toutes les fois qu'on veut produire, à la suite d'un bain de vapeur, une sueur abondante, il faut avoir soin de donner au malade un peu de glace ou quelques cuillerées d'eau très-froide ; en outre que la soif se trouve calmée, le sang se porte davantage à la peau, et le résultat cherché n'en est que plus complet. « C'est ainsi qu'à Naples il est d'usage, après les bains de vapeur qu'on prend aux étuves de San-Germano, de faire boire de l'eau glacée, et alors de mettre les malades dans un lit bien couvert, afin de les faire suer d'autant plus abondamment. Cette méthode réussit dans les affections vénériennes, dartreuses, rhumatismales. » (*Encyc.*, art. AIR, p. 547.)

Quant à l'usage de la glace employée à l'extérieur, on frictionne les

10

parties avec cette substance, et le malade est recouvert chaudement immédiatement après. La réaction est d'autant plus considérable que la friction a été plus forte et plus ou moins longtemps continuée, suivant l'état du malade; la peau rougit, transpire, et cet effet consécutif est en même temps rubéfiant et sudorifique. On associe, d'ailleurs, les boissons sudorifiques à cette méthode, qui retrempe pour ainsi dire l'économie et la rend ultérieurement plus sensible à l'action des médicaments.

Pour la syphilis, tout le monde sait, en effet, qu'elle est plus grave et plus tenace dans les pays froids que dans les pays chauds, et que, pour que l'action des médicaments se produise, une certaine température est nécessaire. J'ai connu des syphilitiques dont l'état s'aggravait chaque jour pendant l'hiver, malgré un traitement bien fait, et qui, une fois rendus aux thermes de Dax, au milieu d'une atmosphère toujours tiède, ont guéri rapidement, quoiqu'ils n'eussent en rien changé leur traitement.

Dans l'asphyxie, on arrive à produire au moyen de la glace une action réflexe énergique ; ainsi, quand un enfant nouveau-né tarde à respirer, pour le tirer d'un collapsus quelquefois mortel, outre la flagellation avec un linge imbibé d'eau froide, il faut, d'après MM. Baillie et Bruck (*Revue de thérapeutique*, année 1870), promener des morceaux de glace sur les muscles du thorax, et mieux encore en introduire de petits morceaux dans le rectum. D'après M. Baillie, un morceau de glace introduit dans le rectum serait aussi le meilleur moyen de faire revenir à lui un malade sous le coup d'accidents chloroformiques. Il en serait de même dans le cas d'accidents asphyxiques dus à l'inhalation d'acide carbonique ou de tout autre gaz impropre à la respiration. Toutefois ce moyen ne doit pas faire négliger les frictions répétées et la respiration artificielle.

II. — THÉRAPEUTIQUE CHIRURGICALE

Nous ferons trois grandes divisions:

1° Application de la glace aux maladies et lésions traumatiques en général.— 2° Application de la glace aux maladies et lésions traumatiques en particulier, suivant les régions. — 3° De l'emploi de la glace comme anesthésique dans les opérations.

1° APPLICATION DE LA GLACE AUX MALADIES ET LÉSIONS TRAUMATIQUES EN GÉNÉRAL

On utilise l'action physiologique de la glace dans la traitement des fractures et des plaies, et les résultats obtenus sont très-satisfaisants. Cependant le plus souvent on se sert d'eau froide sous forme d'irrigation continue, car c'est la continuité qui est nécessaire plus encore que le refroidissement excessif. Il faut surtout empêcher l'inflammation de s'emparer des tissus. Dans les plaies et fractures simples, elle est peu à craindre; mais il n'en est pas de même pour les plaies contuses, par arrachement ou par arme à feu. Dans les fractures comminutives avec plaie, alors que les tissus sont broyés, arrachés, déchirés, et qu'une inflammation terrible ne tardera pas à les envahir, il faut se hâter de la prévenir au moyen de l'irrigation continue; si l'on trouve les tissus déjà enflammés, les applications de glace sont indiquées. Baudens, pour proportionner le refroidissement à la violence de l'inflammation, employait de la glace sans cesse renouvelée autour des membres fracturés déjà enflammés. La quantité de glace employée pour les ramener à la température normale était souvent très-considérable ; il assurait cependant n'avoir jamais eu d'accidents. Toutefois d'autres chirurgiens pensent que ce traitement n'est pas sans danger; qu'il peut donner lieu à la gangrène et qu'il retarde la consolidation du cal.

Quand on est appelé aussitôt l'accident, les irrigations d'eau froide suffisent toujours. L'eau, par son écoulement lent et continu sur le membre immobilisé dans une gouttière, empêche l'afflux du sang et nettoie les tissus, séparant peu à peu et entraînant avec elle les portions de chair trop broyées pour reprendre vie, le sang coagulé et les produits de sécrétion. Les plaies les plus graves, même les plaies articulaires, ont pu guérir ainsi; et, tant que le malade n'éprouve pas une sensation désagréable de froid et que les tissus conservent leur sensibilité, il n'y a aucun danger à craindre. Les salles de chirurgie des hôpitaux sont pleines de blessés ainsi traités. Il est de règle maintenant de ne presque jamais amputer primitivement. Les résultats obtenus ainsi ne sont pas toujours très-brillants, en ce sens que les membres restent souvent déviés, raccourcis ou déformés; mais, dans cet état même, le malade les préfère à un membre artificiel, et il arrive presque toujours à en tirer un plus grand parti qu'on n'aurait pu le supposer au premier abord. « Peu de faits thérapeutiques, dit M. Fonssagrives dans son *Traité de thérapeutique appliquée*, ont eu en chirurgie l'importance des irrigations froides comme traitement préventif des inflammations, et bien des découvertes sont entourées de plus d'éclat qui n'ont pas réalisé un progrès humanitaire aussi sensible. La pratique des irrigations a fourni à la chirurgie conservatrice une de ses armes les plus sûres, et le nombre des membres qu'elle a conservés, des délabrements auxquels elle a épargné les hasards des amputations, des suppurations compromettantes qu'elle a prévenues, est incalculable. Velpeau, A. Bérard, Nélaton, Malgaigne, ou pour mieux dire l'ensemble des maîtres de la chirurgie contemporaine, ont sanctionné les promesses faites au nom de ce moyen par ses premiers vulgarisateurs. »

On a conseillé la glace dans le premier degré de la brûlure, lorsque les liquides appelés par une inflammation violente vers les extrémités capillaires n'ont pas encore détaché l'épiderme des parties sous-jacentes. La formation de quelques phlyctènes ne contredit même pas l'emploi de ce moyen, auquel on doit recourir dès l'invasion de la maladie, pourvu qu'elle ne soit pas portée jusqu'à la désorganisation des tissus. La glace soustrait alors à la partie le calorique communiqué, ainsi que celui qui résulte du travail inflammatoire.

L'érysipèle idiopathique, celui qui résulte par exemple de frictions sèches et rudes, de l'insolation; le phlegmon à son début, s'il n'est pas sympathique; les contusions légères, enfin toutes les inflammations de cause externe ayant leur siége à la peau ou dans le tissu cellulaire sous-cutané, peuvent être traitées d'après les mêmes principes. Il suffit de connaître la nature de ces affections pour être convaincu de cette vérité. En effet, ne voyons-nous pas dans les circonstances énumérées un point d'irritation devenir le centre de mouvements fluxionnaires plus ou moins violents? Et la glace, par la double propriété que nous lui avons reconnue dans le premier temps de son action, n'attaque-t-elle pas le mal dans son principe et dans ses conséquences?

Dans l'entorse, quand l'ecchymose est considérable et la douleur excessive, rien ne peut remplacer la glace ou l'eau froide. Il faut, aussitôt l'accident, s'empresser de mettre le pied dans un seau d'eau très-froide; puis, quand le malade est couché, on continue pendant quelque temps à couvrir le pied de compresses d'eau glacée, afin d'éviter de voir la douleur et l'inflammation se produire.

Dans les luxations, quand on est appelé alors que le gonflement des tissus rend impossible toute tentative de réduction, on se trouvera bien des applications de glace ou de compresses glacées, sans cesse renouvelées, pour diminuer les douleurs et décongestionner les tissus, ce qui permettra de faire la réduction dès que l'on aura atteint ce but.

Dans les anévrysmes superficiels des membres, on s'est bien trouvé aussi de l'emploi de la glace: celle-ci calme la douleur, diminue la force des pulsations, et, en augmentant la contractilité des tissus, réduit peu à peu le volume de la tumeur. On joint à ce moyen le repos absolu et la compression; toutefois, pour réussir, il faut que la peau soit intacte et la tumeur peu volumineuse.

Dans les hémorrhagies produites par rupture de varices, dans les plaies si dangereuses de la paume de la main ou de la plante du pied, à cause de la difficulté d'arrêter l'écoulement de sang, on se trouvera bien de la glace unie à la compression.

Dans le panaris, on peut arrêter au début la marche de cette affection si douloureuse en faisant tenir le doigt, et même la main tout entière, dans de la glace pilée pendant un temps suffisamment long.

Howard préférait de beaucoup employer la glycérine ou l'alcool à — 4°, dans lequel il faisait plonger le doigt, affirmant que ce moyen amenait rapidement la cessation de la douleur.

2° APPLICATION DE LA GLACE AUX MALADIES ET LÉSIONS TRAUMATIQUES EN PARTICULIER

A.— *De la tête.* — Toutes les fois qu'il y a contusion grave de la tête, fracture du crâne, épanchement de sang sur la dure-mère, il y a lieu d'employer la glace en permanence. Ce moyen est excellent, mais, comme toujours, demande à être surveillé de très-près, et il ne doit pas faire oublier le trépan, s'il y a fracture avec esquille comprimant le cerveau, et la saignée, souvent répétée, si l'encéphalite semble se produire. Il faut même aller quelquefois très-loin dans ce sens, ainsi que le prouvent de nombreux cas de guérison rapportés par les auteurs après des saignées nombreuses, ou des sangsues mises en permanence derrière les oreilles.— Je citerai seulement cette observation de Vidal (de Cassis) :

« Chez une jeune fille atteinte d'encéphalite traumatique, j'avais déjà fait plusieurs saignées et, malgré cela, les symptômes persistaient ; ils s'aggravaient même. Je pris alors la résolution d'employer la glace, et je l'appliquai moi-même pendant une nuit entière. Le lendemain, je crus remarquer une amélioration, et déjà naissait une espérance qui fut bientôt trompée. La face devint vultueuse et la malade tomba dans le coma. Il me fallut faire deux autres saignées pour amener la guérison. »

Cette observation est très-curieuse; il est évident que la glace a produit le plus heureux effet pendant son application. Vidal dit qu'elle a facilité l'action des dernières saignées et que sans elle la malade n'eût pas sans doute guéri. Malheureusement il ne dit pas si l'application avait continué à se faire après l'amélioration produite, et il y a tout lieu de croire que les accidents n'auraient pas reparu et que les deux dernières saignées eussent été inutiles si cette application avait été continuée.

Dans les lésions traumatiques des yeux, la glace produit un excellent effet, en calmant la douleur, en modérant l'inflammation ou même en l'empêchant de se produire. Chassaignac l'employait largement, et il avait fait construire pour cet usage un masque en fil de fer qui s'appliquait au moyen d'un ressort et qui offrait au niveau des yeux deux cavités que l'on pouvait remplir avec de la glace pilée; plus tard, il se servit simplement d'un sac allongé en forme de boudin formé par un intestin de mouton préparé, et, s'il voulait recouvrir les deux yeux, il l'étranglait au milieu par une ligature; le tout était maintenu par des bandes de diachylon entrecroisées.

La puissance des applications continues de glace, dit-il, se montre surtout dans les inflammations de l'appareil oculaire contre les symptômes douleur et inflammation. Il cite des guérisons complètes dans les cas les plus graves. Il avoue cependant que souvent, dans les ophthalmies non traumatiques, surtout après dix ou même quinze jours d'applications de glace, des ophthalmies qui s'étaient considérablement améliorées dès les premiers jours, au point de faire croire à leur guérison définitive et prochaine, restaient stationnaires, et qu'il était obligé alors d'employer les moyens ordinaires, qui agissaient alors très-rapidement : l'instillation d'un collyre au nitrate d'argent, ou l'attouchement au crayon de sulfate de cuivre.

Baudens et Magne employaient de simples compresses glacées, dont ils entretenaient la fraîcheur au moyen de glace pilée placée entre leurs plis.

Dans les lésions traumatiques des fosses nasales et de la bouche, on a aussi employé la glace contre l'hémorrhagie produite par l'arrachement des polypes des fosses nasales et contre celle qui survient à la suite d'une avulsion dentaire.

B. — *Du cou et de la poitrine.* — Dans les opérations qui se pratiquent sur le cou au niveau du corps thyroïde, on s'est quelquefois bien trouvé d'avoir sous la main des vessies de glace pour arrêter des hémorrhagies en nappe, provenant de la section de ce tissu très-vasculaire. Mais c'est surtout pour les opérations pratiquées sur les amygdales qu'il est nécessaire de n'en être point démuni. Quelquefois l'excision des amygdales donne lieu à une hémorrhagie considérable, qu'elle soit faite avec l'amygdalotome ou avec le bistouri.

Dans une observation publiée par Chassaignac (*Bulletin de thérapeutique*, tome XXXIII, p. 395), le sang n'avait pas cessé de couler pendant huit jours après l'opération, malgré l'usage de la glace à l'intérieur et les applications astringentes sur la surface saignante. Il était sur le point d'employer le fer rouge, quand l'idée lui vint de saisir un morceau de glace avec une pince et de le tenir appliqué sur la blessure. L'hémorrhagie cessa au bout de quelques instants et ne reparut plus. M. Guyon préfère, dans ce cas, enfermer la glace dans un nouet de linge fixé solidement au bout d'une baguette; car, dit-il, les griffes de la pince pourraient faire éclater la glace en se resserrant. Le *Concours médical* du 22 janvier 1886 rapporte une observation de M. de Saint-Germain, dans laquelle ce chirurgien fut obligé, non-seulement de donner la glace à l'intérieur, mais encore de placer autour du cou de son opéré un véritable collier de glace en permanence pour arrêter une hémorrhagie rebelle ; c'est donc un moyen qui n'est pas à dédaigner.

Dans les plaies pénétrantes de la poitrine, quand l'hémorrhagie est considérable, on se trouve bien, en outre des moyens indiqués, tels que le repos absolu, la position élevée du thorax, le débridement de la plaie si le sang s'accumule à l'intérieur et gêne la respiration, les saignées locales et générales, d'employer la glace tant qu'il est besoin, par fragments sans cesse renouvelés dans la bouche, et de couvrir la poitrine de vessies glacées ; cela, dans le double but de modérer l'impulsion du cœur et de réveiller la tonicité des vaisseaux lésés.

C. — *Maladies de l'abdomen.* — Je ne dirai qu'un mot, en passant, de l'emploi de la glace dans les plaies abdominales, qu'elles soient pénétrantes ou non. Dans le premier cas, la glace est surtout utile pour diminuer l'hémorrhagie interne, l'arrêter même, et empêcher la péritonite consécutive; dans le second cas, elle peut prévenir la formation d'un phlegmon, surtout si la blessure a un trajet sinueux. Dans les contusions violentes de l'abdomen avec menace de déchirure de l'intestin, on arrive à localiser la péritonite par l'usage de la glace longtemps continué.

Le docteur Schwartz vient de publier, dans la *Clinique de thérapeutique* du 7 avril 1887, plusieurs observations de contusions violentes de l'abdomen traitées par la glace; celle-ci est très-intéressante:

« Un jeune homme de vingt ans, palefrenier, entre à l'hôpital Beaujon au mois d'octobre 1885, vers huit heures du matin, pour un coup de pied de cheval dans le ventre, qu'il a reçu une heure auparavant, au niveau de la région hypogastrique. Nous le trouvons avec le facies péritonéal, grippé, les yeux excavés, pâle, le pouls misérable, la respiration difficile, les extrémités froides; il est pris, sous nos yeux, de vomissements bilieux et alimentaires. L'examen local nous fait constater une douleur très-violente dans la région hypogastrique ; le ventre est plat, non ballonné, plutôt rétracté en bateau et dur. Nulle part, par la percussion, nous ne trouvons d'épanchement gazeux ou liquide; il n'y a pas de sang dans les urines.

» Nous ne doutions pas, après l'examen, qu'il s'agissait d'une rupture de l'intestin, et nous étions préparés, à la moindre apparition du ballonnement et dès que l'état hypothermique serait un peu dissipé, à pratiquer la laparotomie, comme le fit Bouilly dans le fait si remarquable qu'il a rapporté à la Société de chirurgie. En attendant, l'on ordonne de la glace sur le ventre, la diète absolue et les injections sous-cutanées de chlorhydrate de morphine, à la dose de deux à trois centigrammes, dans le courant de la journée.

» Le ballonnement ne se montre pas ; pendant onze jours consécutifs, le malade continue à vomir, à ne pas aller à la selle, à présenter, excepté la tympanite, tous les signes de la péritonite, et guérit enfin sans que nous ayons été amené à intervenir, tout étant préparé pendant les premiers jours pour faire la laparotomie à l'apparition du moindre météorisme. »

L'action de la glace pour favoriser le taxis dans la hernie étranglée est vraiment admirable et mérite d'être connue et appréciée de tout le monde. Il faut absolument ne pas pouvoir se procurer de la glace pour être excusable de ne s'en point servir, tant à l'intérieur contre les vomissements, qu'à l'extérieur pour calmer la douleur, diminuer l'afflux du sang et le volume de la partie herniée. Baudens a montré (*Bulletin général de thérapeutique*, tome XLVI) que la glace ne pouvait donner lieu à aucun danger. Sur 16 cas où il l'a appliquée, il cite 16 guérisons. Il combat l'opinion de Philippe Boyer, qui craignait la gangrène, et fait remarquer que la gangrène, quand elle se produit, ne vient pas de la glace, mais de l'excès de l'inflammation occasionnée par l'étranglement. Tant que les tissus sont très-enflammés, dit-il, la glace ne fait qu'enlever l'excès de calorique qui se reproduit sans cesse, et son action ne peut qu'être bienfaisante. Du reste, maintenant la question est jugée. Il n'est pas de chirurgien auquel il ne soit arrivé de réussir par le taxis après l'application de vessies glacées sur la tumeur pendant douze ou vingt-quatre heures, tandis qu'il avait échoué auparavant. Quelquefois même on trouve l'intestin réduit, en enlevant la vessie de glace. Est-ce à dire que l'opération sera toujours évitée ? Évidemment non. Mais elle sera ainsi évitée le plus souvent, et quand il faudra agir le malade sera tout préparé, la douleur diminuée, les vomissements moins fréquents, et la peau elle-même moins sensible à l'action du bistouri. L'écueil à éviter, c'est de ne pas vouloir persister trop longtemps dans l'emploi de la glace : car cette persistance ferait perdre un temps précieux en marquant les accidents, tandis que l'opération a d'autant plus de chances de réussir qu'elle est faite de meilleure heure, avant que l'intestin ait trop souffert.

Dans l'étranglement interne, la glace est encore indiquée, tant à l'intérieur contre le symptôme vomissement, qu'à l'extérieur pour diminuer la congestion de l'intestin et restreindre autant que possible la distension gazeuse au-dessus de l'étranglement.

Dans toutes les opérations où l'on est obligé d'ouvrir largement le péritoine : opération césarienne, opération de Porro, ovariotomie, on devrait se trouver bien des applications de glace à l'extérieur contre les accidents inflammatoires possibles, et de la glace à l'intérieur pour calmer la soif et les nausées et prévenir les vomissements; toutefois, je sais que ce traitement n'est point généralement employé, sans trop savoir pour quelle raison.

Le *Bulletin de thérapeutique* (année 1849) cite un cas de guérison bien remarquable d'une opération césarienne par l'emploi de la glace, alors que des phénomènes hémorrhagiques et inflammatoires s'étaient déjà manifestées. — L'auteur ajoute : « Les bons effets dont nous avons été fréquemment témoins, dans les services de MM. Baudens et Robert, de l'emploi topique de la glace dans les blessures accidentelles ou voulues du péritoine, nous portent à penser que l'application immédiate de la glace eût prévenu le développement des accidents qui ont mis en danger les jours de cette femme. »

Certainement depuis cette époque la chirurgie a fait bien des progrès, et je ne prétends pas que la glace pourrait tenir lieu d'un pansement antiseptique bien fait; mais je crois qu'elle pourrait lui être ajoutée comme un moyen puissant d'empêcher la congestion inflammatoire de se produire, en tenant l'abdomen dans un état de fraîcheur relative. Il suffirait d'appliquer par-dessus le bandage plusieurs vessies à demi remplies d'eau et de glace pilée, suspendues elles-mêmes aux branches d'un cerceau pour ne pas gêner par leur poids, et suffisamment molles pour se mouler sur le bandage lui-même. Un aide resterait chargé de la surveillance, afin de remplacer les vessies au fur et à mesure du besoin.

D. —*Maladies des organes génito-urinaires.* — Dans les maladies des organes génito-urinaires, la glace est très-employée et rend de très-grands services : chez l'homme, dans l'orchite, la prostatite, pour l'opération de la taille périnéale, dans l'hémorrhagie vésicale, la rétention d'urine ; chez la femme, dans les hémorrhagies et les inflammations utérines, ainsi que pour la grossesse et l'accouchement.

Dans l'orchite, le caractère de la douleur, dit M. Diday, est d'être aiguë, angoissante, avec des exacerbations qui s'irradient par le cordon jusque dans l'abdomen. Dans ces conditions, l'emploi continu de la glace m'a rendu les plus grands services ; je place une vessie glacée à moitié pleine au-dessus du testicule, pour l'envelopper dans sa moitié supérieure, et une autre au-dessous, en la séparant des cuisses et du périnée par des serviettes ; la première doit être suspendue, pour ne pas incommoder par son poids. Une ou deux heures après, la douleur a cessé, mais il n'en faut pas moins continuer l'usage de la glace pendant quelques jours, jusqu'à ce que la pression du testicule ne soit plus du tout douloureuse. Curling cite trois cas d'orchite aiguë avec épididymite, guéris par ce moyen en quatre ou six jours. Walter et Rivington en Angleterre, et M. Fournier en France, ont obtenu par ce traitement de nombreux succès (Labadie-Lagrave).

Dans la rétention d'urine produite par une prostatite ou par un rétrécissement, M. Cazeaux, de Bordeaux, a beaucoup employé la glace sous forme de morceaux allongés, introduits dans le rectum à la manière des suppositoires. — Quand on éprouve quelques difficultés à sonder le malade atteint de rétention d'urine, il ne faut jamais insister trop fortement, dit Gareaux, et recourir de suite à la glace introduite dans le rectum ; au bout de quelques minutes, une heure au plus, j'ai toujours vu le malade uriner spontanément.

Ce moyen est vraiment merveilleux, et, s'il ne guérit pas complétement, il soulage toujours d'abord le malade, tout en donnant au chirurgien le temps de réfléchir à ce qu'il convient de faire ensuite. Dans les cas légers, ce traitement évitera les désagréments d'une opération et facilitera le passage de la sonde chez les sujets nerveux, atteints de spasmes de l'urèthre ou de congestion prostatique. Dans les rétrécissements graves, il augmentera les chances de succès et facilitera l'opération de l'uréthrotomie externe ou interne. Enfin il sera d'une grande utilité pour diminuer la douleur et l'hémorrhagie dans la lithotritie et la taille périnéale. M. le docteur Cazenave, ainsi que MM. les docteurs Dupont, Boursier, Barillier et Gentrac, de Bordeaux, ont soumis de nombreux malades à ce genre de traitement et en ont constaté les heureux effets. Dans les plaies accidentelles du périnée et de l'urèthre, il est bien certain qu'il n'y a pas de meilleur moyen d'arrêter l'hémorrhagie que l'emploi méthodique de la glace.

Observation III

Chez un homme, à la suite d'une contusion du périnée, il s'était formé une petite tumeur grosse comme un œuf de pigeon, et qui augmentait chaque fois que le malade s'efforçait d'uriner, ce qu'il ne pouvait faire que goutte à goutte. Il ne fut pas possible de le sonder, même avec les bougies filiformes de Maisonneuve, par conséquent de faire l'uréthrotomie interne. Mon père incisa la tumeur sur la ligne médiane ; il y eut une hémorrhagie en nappe très-abondante : ni la compression, ni le perchlorure de fer ne purent l'arrêter, et ce fut seulement la vessie de glace qui en vint à bout en moins d'un quart d'heure.

M. Béguin (*Annales de chirurgie française et étrangère*, tome VI) insiste sur l'efficacité de ce moyen pour arrêter l'hémorrhagie à la suite de la taille périnéale. A défaut de glace, je pense qu'avec de l'eau très-froide lancée en jet sur la plaie, d'une manière continue, on pourrait arriver au même résultat.

Enfin, on a employé l'eau glacée en injection dans la vessie au moyen de la sonde à double courant, non-seulement dans les hématuries dues à des fongus cancéreux, mais encore contre les pollutions, la spermatorrhée, la blennorrhée chronique, au moyen d'une sonde réfrigérante dite *psychrophore*.

Observation IV

J'ai vu dans le service de M. Dubrueil un homme atteint d'un fongus de la vessie, chez qui les douleurs et les hématuries ont été longtemps calmées par l'application de vessies de glace en permanence sur l'hypogastre.

La glace est aussi fort employée contre les maladies utérines Béhier affirme en avoir retiré de réels avantages, soit comme moyen préventif, soit comme moyen curatif. M. Briaud, un élève de Béhier, a réuni dans sa thèse inaugurale (Paris, 1886) un certain nombre d'observations recueillies dans le service de son maître et démontrant l'efficacité des applications de glace sur le ventre dans le traitement des accidents puerpéraux de nature inflammatoire.

Dans l'hématocèle péri-utérine, les vessies de glace sont d'un grand secours pour limiter le foyer sanguin, calmer les douleurs, empêcher la péritonite de s'étendre ; d'un autre côté, la glace à l'intérieur arrête les nausées, prévient les vomissements et calme la soif. Ce traitement, combiné avec l'immobilité absolue, donne le temps à la guérison de se produire, le plus souvent par l'ouverture spontanée du foyer sanguin, devenu purulent dans l'intérieur du rectum. Quelquefois cependant, quand le foyer purulent tend à bomber dans le cul-de-sac postérieur du vagin et que la fluctuation est manifeste, il faut l'ouvrir au moyen d'un trocart courbe glissé sur le doigt.

Dans les hémorrhagies utérines dues à des lésions organiques et devenues inquiétantes par leur durée (corps fibreux, cancer, etc.), on emploie les vessies de glace concurremment avec les moyens ordinaires, tels que le tamponnement, l'ergotine par la bouche ou en injections hypodermiques à l'hypogastre. Toutefois la glace n'est, dans ce cas, qu'un palliatif très-insuffisant. Quand une opération radicale est possible, il faut toujours y avoir recours.

Mais c'est surtout pendant la grossesse et l'accouchement que la glace rend de nombreux et signalés services. Dans les hémorrhagies avant, pendant et après l'accouchement, il faut y avoir recours, si l'on ne veut pas se priver d'un auxiliaire précieux.

Avant l'accouchement, s'il s'agit d'un avortement et que le placenta soit resté à moitié décollé dans la cavité utérine, que le col soit fermé et non dilatable, que cependant le sang coule à flots, il faut tamponner d'abord la malade étant couchée la tête basse et le bassin élevé sur un coussin de crin ou de balle d'avoine. Ensuite on placera des vessies de glace sur l'hypogastre, pour diminuer l'afflux du sang et arrêter la décomposition des liquides contenus dans l'utérus et le vagin. Au bout de vingt-quatre ou de quarante-huit heures, quand on retirera le tampon, le placenta suivra ou bien sera engagé le plus souvent dans l'orifice du col, et l'hémorrhagie ne sera plus à craindre. Toutefois, si le placenta est trop peu engagé dans le col pour ne pouvoir être tiré en entier facilement avec les doigts, il sera préférable de le laisser en place que de chercher à l'avoir par morceaux, ce qui rendrait l'extraction de la partie restante plus difficile et hâterait la putréfaction. La glace devra donc être continuée à l'extérieur, pendant qu'à l'intérieur on fera des injections d'eau très-froide, additionnée d'un peu de sulfate de cuivre, pour exciter les contractions et nettoyer les parties.

Dans les dernières semaines de la grossesse, et surtout dans les derniers jours qui précèdent l'accouchement, les femmes ont quelquefois des hémorrhagies inquiétantes, dues à l'insertion du placenta sur le col ou près du col. La conduite à tenir serait la même que dans l'avortement si le col n'est ni dilaté ni dilatable, car une hémorrhagie interne n'est point à craindre, vu l'état de plénitude de l'utérus; mais, s'il en était autrement, il faudrait se hâter de terminer l'accouchemeut, soit en écartant le placenta pour laisser s'engager la tête, soit en faisant la version.

C'est surtout dans les hémorrhagies après l'accouchement que la glace joue le plus grand rôle, quand il y a inertie utérine. Si la délivrance n'est pas faite encore quand l'hémorrhagie se produit, il faut se hâter de la faire artificiellement ; quelquefois cette manœuvre suffit pour l'arrêter, et alors on sent le col se resserrer sur la main qui se retire, pendant qu'avec l'autre main on constate le durcissement du globe utérin à l'hypogastre. Dans le cas d'hémorrhagie interne, ce que l'on reconnaît à l'absence du globe utérin, au volume du ventre, à la pâleur et à la faiblesse de l'accouchée, le traitement serait exactement le même : enlèvement des caillots avec la main et vessie de glace sur l'hypogastre. On donnerait du seigle ergoté, on ferait des injections d'eau glacée dans la cavité utérine, à travers le col largement ouvert, et elles aideraient puissamment l'action extérieure de la glace, tant en excitant la fibre utérine qu'en entraînant les débris des caillots. Ces injections devraient être envoyées avec douceur, de manière à ce que le liquide revienne facilement par le col et ne puisse pas pénétrer par les trompes, ce qui occasionnerait des accidents graves et même la mort.

Dans les plaies du vagin et de la vulve, l'hémorrhagie est quelquefois inquiétante : un petit sac rempli de glace et introduit dans le vagin en a généralement raison ; cependant il est préférable de chercher et de lier les vaisseaux qui donnent du sang, toutes les fois que cela est possible.

Dans le thrombus de la vulve, quand il tend à prendre des proportions considérables, on se trouve bien de l'application d'une vessie de glace sans cesse renouvelée, jusqu'à ce que l'incision soit possible à la suite de la formation d'un caillot solide et sans attendre l'inflammation suppurative.

3° DE LA GLACE COMME ANESTHÉSIQUE DANS LES OPÉRATIONS

Dans les petites opérations qui se pratiquent sur les extrémités, pour supprimer la douleur sans avoir recours au chloroforme on se sert du mélange d'Arnott, dans lequel on enveloppe le doigt où l'orteil, qu'il s'agisse de l'amputation de la phalangette ou de l'opération d'un ongle incarné. C'est surtout dans ce dernier cas que ce mélange est souvent employé et avec les plus heureux résultats, car il suffit à produire l'insensibilité complète. Comme anesthésique, on se sert encore de la glace pour opérer les petites tumeurs de la peau : loupes, verrues, végétations syphilitiques, et mieux même pour ouvrir de petits abcès sous-cutanés. Par ce moyen, on évite au malade le désagrément et quelquefois le danger des inhalations chloroformiques. Il faut, quand on emploie le mélange d'Arnott, implanter plusieurs épingles au milieu du mélange, après en avoir recouvert la partie à opérer ; on tâte alors la sensibilité de la peau en pressant sur les épingles, et on peut ainsi opérer au moment précis où le malade déclare ne plus éprouver aucune sensation de douleur, mais seulement une sensation de contact. Il ne faudrait pas s'en servir, à cause de la légère congestion qui survient toujours après son usage, s'il s'agissait de pratiquer une opération d'autoplastie.

M. Richard a pu désarticuler un doigt sans douleur en ajoutant un cinquième de chlorhydrate d'ammoniaque à parties égales de chlorure de sodium et de glace pilée. — L'abaissement de la température produit par ce mélange est de — 16°.

On s'est servi aussi de la glace dans les opérations de phimosis ; mais, dans ce cas, eu égard à la finesse des téguments et à la possibilité d'une absorption rapide par la muqueuse préputiale, les badigeonnages au chlorhydrate de cocaïne, qui produisent très-bien l'insensibilité, doivent lui être préférés.

Il en sera de même pour les opérations qui se pratiquent sur les yeux et les paupières et pour la chirurgie dentaire.

Georges avait imaginé un appareil en forme de manchon de caoutchouc muni de deux tubes. Le mélange réfrigérant d'Arnott communiquait par l'un des tubes avec le manchon qui entourait la dent, et, à mesure qu'il s'échauffait, il était rejeté par le second tube. Il fallait quatre ou cinq minutes pour produire l'anesthésie, qui se reconnaissait à la pâleur et à l'induration du tissus de la gencive.

Ce mode d'anesthésie, dit le professeur Gaujot, est très-difficile à appliquer. Quelques personnes ne peuvent supporter le contact du froid. Il est très-difficile à manier, exige beaucoup de précautions, et ne peut servir que pour les dents isolées, qu'on peut entourer avec le manchon. Aussi est-il fort peu employé en France. Depuis quelque temps, il est avantageusement remplacé par les badigeonnages à la cocaïne autour de la dent à insensibiliser, et au besoin par l'injection sous-gengivale de ce même médicament. Les résultats ainsi obtenus sont excellents.

Toutefois, si la cocaïne l'emporte de ce côté sur la glace, il n'est pas possible qu'elle puisse la remplacer jamais comme anesthésique quand il s'agira de produire l'insensibilité d'un organe un peu volumineux, comme les orteils ou les doigts. En tout cas, dans les opérations qui se font sur la main et le pied, la glace, en outre de son action anesthésique, est également précieuse par son action astringente et hémostatique, ce qui permet d'opérer dans des tissus très-riches en vaisseaux sanguins sans crainte d'être masqué par le sang, comme par exemple pour faire l'extraction d'un crochet implanté dans la paume de la main. Toutefois il ne faut jamais oublier, quand on emploie la glace, qu'on ne doit pas laisser les tissus s'échauffer trop brusquement.

Quant aux pulvérisations d'éther au moyen de l'appareil Richardson, elles n'ont qu'une action très-superficielle. Elles pourront cependant remplacer les applications de glace pour insensibiliser la peau, toutes les fois qu'il s'agira de faire une légère incision. Mais, sur la peau du prépuce et du scrotum, elles produisent une vive irritation ; dit Spillman, et, quand il y a un léger degré d'inflammation autour d'un ongle incarné, la douleur qu'elles déterminent est plus vive que celle de l'opération même ; tandis que le mélange réfrigérant bien employé ne manque jamais son but.

INDEX BIBLIOGRAPHIQUE

BAILLIC. — De la Glace dans les accidents chloroformiques. (Gaz. méd.)

BAUDENS. — De l'Efficacité de la glace pour réduire les hernies étranglées et combattre la péritonite consécutive. (Bulletin de thérap.)

BAUDON. — De l'Emploi de la glace dans les angines. (Revue de thérap. méd.)

BÉGUIN. — De l'Emploi de la glace pour arrêter l'hémorrhagie, à la suite de la taille périnéale. (Annales de chirurg., tome VI.)

BLEYNIE. — De l'Emploi de la glace dans l'angine couenneuse. (Revue de thérapeutique méd.).

BRIAND. — De l'Emploi de la glace dans les affections utérines. (Thèse de Paris, 1866.)

BRUCK. — De la Glace dans l'asphyxie des nouveau-nés. (Revue de thérap. méd. et chirurg., 1870.)

CANAT. — Dissertation sur l'usage tant extérieur qu'intérieur de l'eau froide et de la glace dans les maladies. (Montpellier, 1803.)

CAZENAVE.— De l'Emploi de la glace dans les maladies de la vessie et de l'urèthre. (Revue de thérapeutique médicale et chirurgicale, 1873.)

CHASSAIGNAC.— Application locale de la glace dans un cas d'hémorrhagie à la suite de l'extirpation des amygdales. (Revue de thérap.)

CHASTANG. — Du Coup de chaleur aux pays chauds. (Thèse Bordeaux, 1886.)

CUSTODI.— De la Réussite de l'opération césarienne, grâce à l'usage tant externe qu'interne de la glace. (Bulletin de thérapeutique.)

FONSSAGRIVES. — Traité de thérapeutique appliquée. (Paris, 1878.)

GRANDBOULOGNE. — Emploi de la glace dans l'angine couenneuse. (Revue de thérapeutique, 1860.)

GAVARRET. — Article : Congélation, du Grand Dictionnaire des sciences médicales.

GENAUDET. — Application de la glace sur un testicule douloureux. (Gazette médicale de Lyon, 1867.)

GENDRIN. — Leçons sur les maladies du cœur.

HALM. — Article : Glace, du Dictionnaire encyclopédique des sciences médicales.

JACCOUD. — Traité de pathologie interne.

LABADIE-LAGRAVE. — Du Froid en thérapeutique. (Thèse de concours pour l'agrégation. Paris, 1878.)

LABAT. — Des Bons Effets d'une atmosphère froide dans le traitement de la fièvre jaune. (Annales de médecine physiolog.)

LACORBIÈRE. — Traité du froid.

LAVERAN. — Article : Froid, et article : Choléra, du Grand Dictionnaire encyclopédique des sciences médicales.

MARTIN. — De l'Emploi de la glace pour rafraîchir les appartements. (Bulletin de thérapeutique.)

MARTINS. — Mémoires de l'Académie des sciences de Montpellier (1859), et article : Neige, du Dictionnaire encyclopédique.

MORICHEAU-BEAUPRÉ. — Des Effets et des Propriétés du froid, avec un aperçu historique et médical de la campagne de Russie. (Thèse de Montpellier.)

PASTEUR. — Action du froid sur les bactéries du charbon.

DE SAINT-GERMAIN. — Utilité de la glace à la suite de l'amygdalotomie (Concours médical, janvier 1886).

SANDRAS. — Des Applications de glace dans la fièvre typhoïde.

SERVIER. — Article : Congélation. (Dictionnaire encyclopédique des sciences médicales).

SPILLMAN. — Article : Réfrigérants. (Dictionnaire encyclopédique des sciences médicales.)

TOURDES. — Du Froid au point de vue de la médecine légale.

TYNDALL. — La Chaleur et le Froid. (Paris 1868).

VERRIER. — Des Bons Effets de l'application de la glace dans la péritonite puerpérale. (Gazette des hôpitaux).

www.ingramcontent.com/pod-product-compliance
Ingram Content Group UK Ltd.
Pitfield, Milton Keynes, MK11 3LW, UK
UKHW022120190726
13855UKWH00003B/983